체질개선과 장수비결

조흥식

도서출판 엠 – 애드

◆ 머리말

　인간은 건강하고 오래 행복하게 살아야 하는데 공기오염, 식수오염, 오존층파괴, 환경오염 등 사람의 건강에 해로운 조건들이 나날이 증가해 가고 있고 인간들은 교통수단의 발달로 운동부족이 되고 있으며 식생활을 향상 시킨다는 것이 오히려 맛 위주, 볼품 위주, 다루기 위주, 정제가공식품 위주의 식생활로 영양의 불균형이 심해짐으로써 필수 영양소의 결핍이 생기고 스트레스가 심해지고 있다.
　이러한 생활환경을 개선하지 않는 한 건강하게 오래 살아갈 수 없다고 보는 것이다.
　우리 몸의 세포에 필요한 영양소는 여러 가지가 있고 또 필요한 양이 각기 다른데 필요한 영양소가 하나라도 결핍되면 세포의 기능이 저하되어 병이 되며 이런 상황이 오래 지속되면 불치병이 되는 것이다. 이와 같이 영양소의 불균형 때문에 발생되는 병은 의약(양약, 한약 등)으로 치료가 되지 않는다. 현대 문명병의 치료방법은 식생활 개선에 있으며 암도 80%는 자연의학으로 치료가 된다고 한다. 여기서 식생활(체질)개선은 물론 제품에 의한 개선도 관심을 두었다.
　세상은 급속히 변하고 있다. 현대과학과 의학, 약학도 급속하게 발전하고 있다. 그와 더불어 인간의 질병도 급속히 변하고 있다. 현재의 약으로는 치료할 수 없는 병이 점점 많아지고 또 이름조차 알 수 없는 새로운 병이 자꾸 생겨나고 있다.
　바야흐로 불치병 환자 수는 점점 증가하고 의료비 역시 급속히 상승해 가고 있는 터라 국민은 생활에 위협을 받을 수밖에 없게 되었다.

그럼에도 불구하고 현대의학 즉 정통의학으로는 현대의 문명병을 치료할 수 없으니 그것이 더 큰 문제이다. 그래서 결국에는 다른 치료방법 즉 대체의학을 찾아야 하겠다는 것이다. 현대의학만 가지고는 병을 고치지 못하고 고생하고 있으니 의사도 환자도 대체의학에 매달릴 수밖에 없는 실정이 된 것이다. 자기의 건강을 자기가 지켜야 한다는 분위기가 만들어져 가고 있다.

이제 대체의학은 세계 여러 나라에서 활발히 연구되고 있다. 특히 이 책에서 체질의학인 사상(四象)체질에 적합한 식품만 먹고 해가 되는 식품을 금하는 식생활이 얼마나 중요한가를 이제까지 내 자신의 경험으로 보아 사상(四象)의학으로 인간의 질병을 치료할 수 있다는 것을 알 수 있었다. 그러나 문제가 있음을 깨닫게 되었다. 골고루 영양분을 섭취하기는 어려움이 있을 것이라고 본 것이다.

태양인, 태음인, 소양인, 소음인이 필요한 식품 중 몸에 맞는 식품만 골라 먹기 위해서는 아주 불편한 점이 있었다. 그래서 안 맞는 식품을 맞는 식품으로 만들어 먹는다면 골라 먹는 식품 없이 골고루 영양분을 섭취할 수 있어 어떠한 식품이고 마음 놓고 먹을 수 있어 각종 성인병 예방은 물론 건강하게 살아갈 수 있다고 보았다.

그래서 태양인, 태음인, 소양인, 소음인이 정확하게 몸에 맞는 식품을 골라먹기가 어려워 각 체질에 따라 맞는 식품, 안 맞는 식품 구별 없이 먹을 수 있게 하기 위해 연구하게 되었다.

아울러 암 발생은 스트레스, 환경, 유전, 음식물 관계가 있지만 그 중 체질사상에 따른 식품 중 몸에 안 맞는 식품에서 몸에 맞는 식품으로 바꾸어 주면 암 발생률을 감소시킬 수 있음에 보탬이 된다고 생각하였고 끝으로 인간의 몸을 사상체질인 태양인, 태음인, 소양인, 소음인으로 나누어 각 사상체질에 따라 맞는 음식, 맞지 않는 음식은 실험으로 나온 결과임을 인정하여야 한다. 무조건 무시하면 안된다고 보는 것이다.

땅 즉 터에 양기와 음기 있듯이 말이다.

저자는 각 체질에 따라 몸에 맞는 음식을 양(+)이라고 하고 맞지 않는 음식을 음(-)이라고 하고자 한다. 즉 이로운 음식은 양(+), 해로운 음식을 음(-)이라고 표현하고자 한다.

그리고 저자는 다년간 연구한 내용이 대체의학에 보탬이 되어 건강하게 살 뿐만 아니라 장수하기를 원하는 사람들, 행복하게 살기를 원하는 사람들을 위하여 이 책을 썼으며 이 책을 읽고 열심히 실천하면 장수하게 될 것이다. 세상에 공짜는 없다. 노력하고 실천해야 한다. 인생은 노력이고 성공 역시 노력에 달려 있다.

차례 Contents

머리말 · *3*

제1장 조흥식 Line과 정6각 에너지에 대한 실험 · *11*
   Ⅰ. 목적 · *11*
   Ⅱ. 실험자료 · *11*
   Ⅲ. 실험내용 · *11*
      1. 물체의 모양에 따른 에너지의 크기 · *12*
      2. 직렬, 병렬일 때 힘의 크기 · *13*
      3. 각 AL박 모양의 수에 따른 탐사봉의 움직임 관찰 · *14*
      4. 각 제품의 중화 관계 · *16*
      5. AL박으로 만든 조흥식 라인 제품의 특성 · *19*
      6. 두 물체를 놓았을 때 중화 비교 관찰 · *21*
      7. 물과 다른 물체를 놓았을 때의 L-Rod(탐사봉) 움직임 관찰 · *22*
      8. 각종 제품인 정6각 제품과 조흥식 라인 제품의 범위 거리 · *27*
      9. 정6각 에너지가 우리 몸을 통과 하나 관찰 · *28*
      10. 정6각 제품에 의해 ⊖물이 ⊕물이 되는지 실험 · *29*
      11. L-Rod로 ⊖에너지와 ⊕에너지가 존재하는지 확인법 · *30*
      12. 진자로 물체가 ⊖에너지, ⊕에너지가 존재하는지 확인법 · *33*
      13. 정6각 제품에 의해 ⊖암석이 ⊕암석이 되었는지 실험 · *35*
      14. ⊕물 위에서 ⊖암석이 ⊕암석이 되는지 실험 · *36*
      15. ⊖물 위에 정6각 제품을 얹어 놓으면 아래 ⊖물이 ⊕물이 되는지 실험 · *38*
      16. ⊕물 속에서 ⊖암석이 ⊕암석이 되는지 실험 · *39*

Ⅳ. 실험결과 · 46
Ⅴ. 결론 및 전망 · 47

제2장 사상(四象) 체질에서 몸에 안맞는 식품을 몸에 맞는 식품으로 만들어 보기 · 49

1. 올링테스트법 · 49
    ① 올링테스트 할 때 주의사항 · 49
    ② 올링테스트 순서 · 50
    ③ 올링테스트를 활용한 사상(四象) 체질 진단 · 51
    ④ 차트로 사상체질 진단 · 52
2. 체질에 따른 몸에 맞는 식품과 몸에 안맞는 식품 · 53
3. 체질별 식품 분류표 · 54
4. Chart(차트)로 식품의 힘 크기 측정법 · 62
5. 식품이 몸에 맞나 안 맞나 확인법 · 63
6. 식품이 체질에 따라 몸에 맞나 안 맞나 확인법으로 여러 종류 식품과 다른 물체 관계 알아보기 · 64
    ① 두 가지 식품 및 물체가 함께 있을 경우 · 65
        · 소금과 감자 · 65
        · 물과 소금 · 67
        · 오이와 우유 · 68
        · 오이와 귤 · 70
        · 사과와 귤 · 72
        · 오이와 시계 · 74
        · 소금과 시계 · 75
        · 소금과 귤 · 76
        · 귤과 마그네슘 · 77
        · 물과 귤 · 79
        · 오이와 마그네슘 · 80

- 물과 마그네슘 · 82
- 물과 알루미늄 · 83
- 귤과 숯 · 84
- 귤과 시계 · 85
- 배와 사과 · 87
- 물과 쌀 · 88
- 오이와 사과 · 89
- 물과 사과 · 91
- 사과와 숯 · 93
- 사과와 담배 · 94
- 사과와 커피 · 95
- ⊖물과 ⊕물 · 97
- ⊖암석과 ⊕암석 · 97
- ⊖암석과 ⊕금속 · 98

② 두 식품이 액체인 경우 · 99
- ⊖물과 ⊕물이 떨어져 있을 때 · 100
- ⊖물과 ⊕물을 혼합했을 때 · 100
- 귤 액체와 오이 액체를 혼합했을 때 · 101
- ⊖오이 액체와 ⊕오이 액체 혼합했을 때 · 103
- ⊖우유와 ⊕우유 혼합했을 때 · 104
- ⊖우유와 ⊕소금물 혼합했을 때 · 105
- ⊖배 액체와 ⊕오이 액체 혼합했을 때 · 106

③ 3가지 이상 식품인 경우 · 108
④ 흰 설탕과 다른 식품들이 있을 경우 · 112
⑤ 밀가루와 초콜릿과 다른 식품이 있을 경우 · 119
⑥ 물김치, 배추김치, 김치찌개일 경우 · 129
⑦ 산성물과 알칼리성물 · 132
⑧ 산성물과 알칼리성물을 혼합했을 때 · 134

⑨ ⊖산성물과 ⊕산성물을 혼합했을 경우 · 135

제3장 각종 실험 내용 · 137
1. 몸의 내부 힘 크기 측정법 · 137
2. 조흥식 라인, 양기, 음기, 정6각 에너지 비교 · 142
   ① 조흥식 Line · 142
   ② 양기(陽氣) · 145
   ③ 조흥식 양기 · 147
   ④ 조흥식 음기 · 148
   ⑤ 정6각 에너지 · 150
3. 체질이 소음인 경우 배추씨를 심어 자란 배추 중 어느 것이 몸에 맞는 배추인지 3종류로 확인 · 154
4. 양기와 음기 그리고 정6각 제품 관계 · 156
5. 사과 주스, 우유를 마시고 몸 내부의 힘 크기 알기 · 158
6. 식사했을 때 몸 내부의 힘 관계 · 161
7. 우리 몸이 양기인지 음기인지 아는 법 · 162
8. 고령자의 면역력 알아보기 · 163
9. 정6각 제품의 구조내용 · 164

제4장 6각형, 정6각수와 암 · 166
1. 6각형 · 166
2. 정6각수와 암 · 170
3. 사진으로 정6각 모양 확인 · 173

제5장 장수를 위한 실행 내용과 그밖에 내용 · 177
1. 실행내용 · 177
2. 그 밖에 내용 · 189

제1장 조흥식 Line과 정6각 에너지에 대한 실험

Ⅰ. 목적
자연에 존재하는 Ley Line과 비슷한 Line을 인공적으로 만들고 그 line의 특성을 알고, 정6각 에너지에 대한 새로운 사실을 식품에 응용하여 각 체질에 따른 몸에 안 맞는 식품을 몸에 맞는 식품이 되게 실험하고자 한다.

Ⅱ. 실험 자료
- Al박 ·L-Rod ·Dowsing chart ·진자(추)
- 각종 조흥식라인 제품과 정6각 제품
- ⊖에너지가 존재하는 물
- ⊖에너지가 존재하는 암석
- ⊕에너지가 존재하는 암석
- 종이컵 ·시계 ·핸드폰
- 각종 식품

Ⅲ. 실험 내용
- 실험내용은 다음 장과 같다.

1. 물체의 모양에 따른 에너지의 크기

얇은 Al(알루미늄)박의 모양에 따라 에너지의 크기의 측정은 다음과 같다. (단 힘의 크기 측정은 Dawsing chart에 추로 측정한다.)

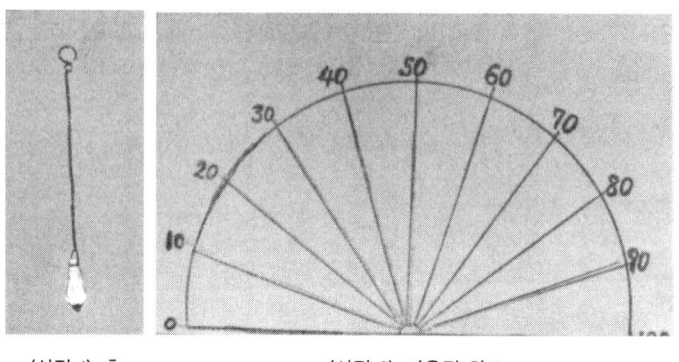

〈사진 1〉 추   〈사진 2〉 다우징 차트

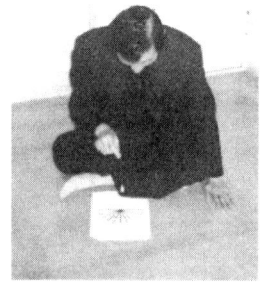

〈사진 3〉 얇은 Al박의 모양에 따라 에너지의
크기 측정하는 모습

얇은 AL박의 모양에 따른 에너지 크기 측정 방법은 사진3과 같이 방바닥에 각종 에너지파를 차단하고 아래 그림과 같이 십자형 AL박을 방바닥에 놓고 왼손으로 십자형 AL박을 대고 chart에 오른손으로 추를 들고 아무 생각 없이 50 숫자에서 上下로 움직이게 하여 움직이다가 60에 가서 계속 움직이면 60이 힘의 크기 값이 되고 반대로 50 숫자에서 上下로 움직이게 하여 움직이다가 30에 가서 계속 움직이면 30이 측정하고자 하는 힘의 크기 값이 된다.

자세한 측정방법은 뒤에 나오며 참조 바람.

위와 같이 측정하면 아래와 같이 모양에 따른 힘의 크기 값은 다음과 같다.

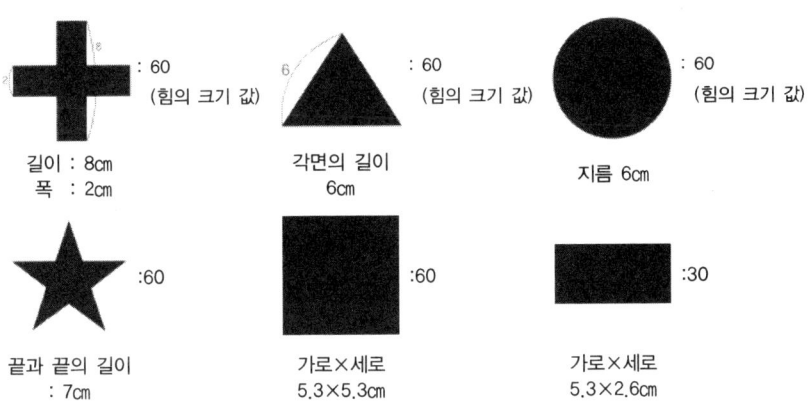

2. 직렬, 병렬일 때 힘의 크기

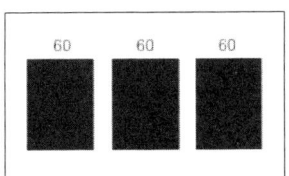

옆 그림과 같이 힘의 크기가 60인 AL박 3개를 병렬로 하여 작은 서류봉투 종이 위에 얹어 놓고 3개의 AL박 위에 왼쪽 손바닥으로 가볍게 누르고 Dowsing chart에 오른손으로 진자에 있는 실 끝에 쥐고 힘의 크기를 확인하여 보면 60으로 된다.

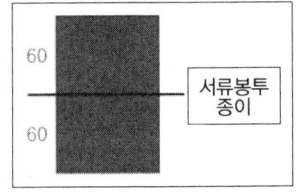

옆 그림과 같이 힘의 크기가 60인 AL박을 직렬로 작은 서류봉투종이 사이에 놓고 Dowsing chart에 추로 힘의 크기를 확인하여 보면 120으로 된다.

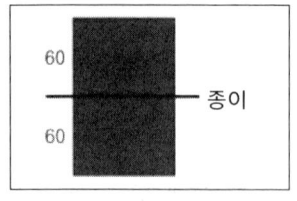

옆 그림과 같이 힘의 크기가 60인 Al박을 작은 서류봉투종이 없이 직렬로 얹어 놓고 Dowsing chart에 추로 힘의 크기를 확인하여 보면 60으로 된다. 즉 Al과 Al 사이 종이가 없으면 Al 하나의 힘의 크기 값이 된다.

위의 내용을 정리하면
- 직렬로 할 경우 : 전체 힘의 크기는 각 힘의 크기의 합과 같다.
- 병렬로 할 경우 : 전체 힘의 크기는 한 개의 힘의 크기와 같다.
라고 할 수 있다.

3. 각 Al박 모양의 수에 따른 탐사봉의 움직임 관찰

탐사봉 움직임 모양	×	×	×	×	×	∨
Al	●	●●	●●●	●● ●●	●● ●●●	●●● ●●●
개수	1개	2개	3개	4개	5개	6개

방바닥에 수맥파, 양기, 음기, 기타 중화하고 탐사봉을 Al박으로 위의 원 모양으로 만든 1, 2, 3, 4, 5개 위에 가져가면 탐사봉이 교차(×)되고 6개 위에는 탐사봉이 벌어(∨)진다. 즉 원으로 된 Al박이 6개일 때 탐사봉이 벌어짐을 알 수 있다.

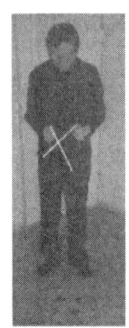

〈사진 4〉 Al박으로 원모양으로 만든 4개 위에 탐사봉이 교차(×)하는 모습

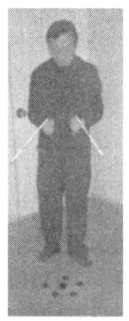

〈사진 5〉 Al박으로 원모양으로 만든 6개 위에 탐사봉이 벌어(∨)지는 모습

탐사봉 움직임 모양	×	×	×	×	×	∨
Al	+	+ +	+ + +	+ + + +	+ + + + +	+ + + + + +
개수	1개	2개	3개	4개	5개	6개

 탐사봉을 AL박으로 +모양으로 만든 1, 2, 3, 4, 5개 위에 가져가면 탐사봉이 교차(×)되고 6개에 탐사봉이 벌어(∨)진다.

 즉 +모양으로 만든 AL박 6개일 때 탐사봉이 벌어짐을 알 수 있다.

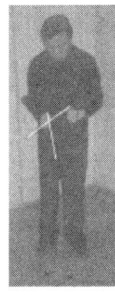

〈사진 6〉 Al박으로 +자 모양으로 만든 2개 위에 탐사봉이 교차(×)하는 모습

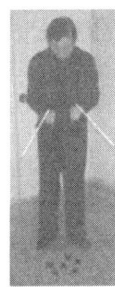

〈사진 7〉 Al박으로 +자 모양으로 만든 6개 위에 탐사봉이 벌어(∨)지는 모습

탐사봉 움직임 모양	×	×	∨	×	×	∨
Al	■	■■	■■■	■■■■	■■ ■■■	■■■ ■■■
개수	1개	2개	3개	4개	5개	6개

 탐사봉을 1, 2, 4, 5개 위에 가져가면 탐사봉(L-Rod)이 교차(×)되고 3개, 6개 위에는 탐사봉이 벌어(∨)짐을 알 수 있다.

탐사봉 움직임 모양	×	×	×	×	×	∨
Al	★	★★	★★★	★★★★	★★★★★	★★★★★★
개수	1개	2개	3개	4개	5개	6개

탐사봉을 Al박으로 별모양을 만든 1, 2, 3, 4, 5개 위에 가져가면 탐사봉이 교차(×)되고 별모양이 6개이면 탐사봉이 벌어(∨)진다.

탐사봉 움직임 모양	×	×	∨	×	×	∨
Al	★	★★	★★★	★★★★	★★★★★	★★★ ★★★
개수	1개	2개	3개	4개	5개	6개

탐사봉을 Al박으로 정6각 모양을 만든 1, 2, 4, 5개 위에 가져가면 탐사봉이 교차(×)되고 정6각 모양 3개, 6개 위에는 탐사봉이 벌어(∨)짐을 알 수 있다.

4. 각 제품의 중화관계

- 방에서 각종전자제품에서 나오는 전자파, 금속에서 전달되는 에너지파, 수맥파, 암석에서 전달되는 에너지파를 중화한다.
- 아래와 같이 Al, Ag, Mg, Pb을 같은 모양으로 만들어 9개, 15개, 그 이상 직렬로 붙여 고정한 다음 중화관계를 실험하고자 한다.
- 각종 제품과의 중화관계

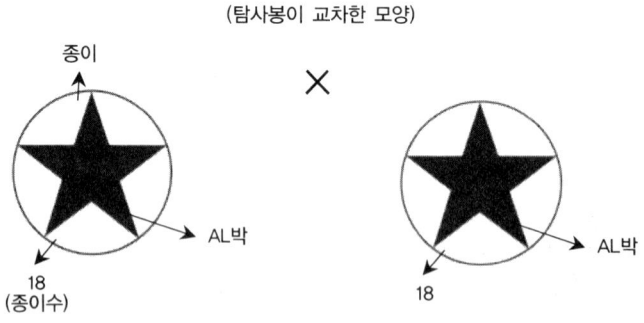

흰 종이에 정5각 모양으로 만든 AL박을 18개씩 병렬로 고정한 양쪽 제품 위에 탐사봉 가져가면 탐사봉이 교차(×)한다. 이유는 같은 에너지이므로 중화가 안되었기 때문이다.

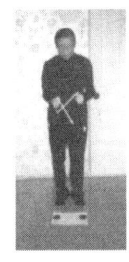

앞 페이지 그림과 같이 Al박을 18개씩 직렬로 고정한 양쪽 제품 위에 탐사봉을 가져가면 탐사봉이 교차하는 모습

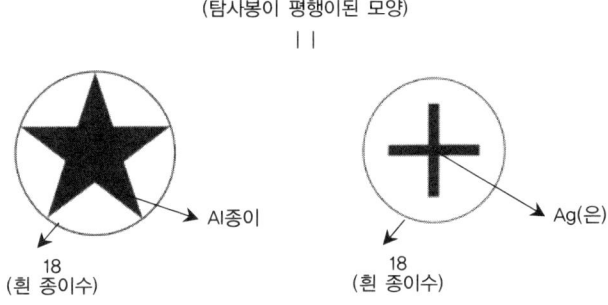

(탐사봉이 평행이된 모양)
| |

↙ Al종이   ↘ Ag(은)

18
(흰 종이수)

18
(흰 종이수)

흰 종이에 5각 모양으로 만든 Al박과 +모양으로 만든 Ag 리본을 18개씩 병렬로 고정한 양쪽 제품 위에 탐사봉 가져가면 탐사봉이 평행(=)이 된다. 이유는 두 에너지가 다르기 때문에 중화가 되었기 때문이다.

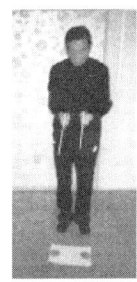

위의 내용과 같이 정5각 Al박과 +모양 Ag 리본을 18개씩 병렬로 고정한 양쪽 제품 위에 탐사봉을 가져가면 탐사봉이 평행(=)이 된 모습

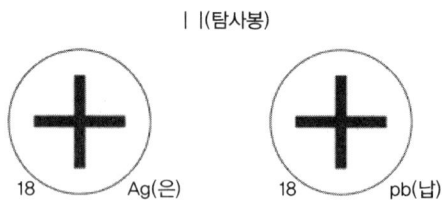

종이에 +모양으로 만든 Ag 리본과 Pb 리본을 18개씩 병렬로 고정한 양쪽 제품 위에 탐사봉을 가져가면 탐사봉이 평행(=)이 된다.

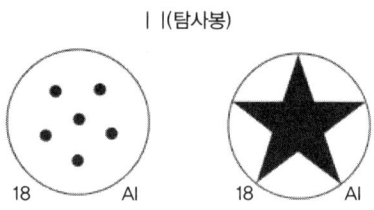

종이에 작은 원으로 하여 6개씩 붙인 Al과 종이에 별모양으로 하여 붙인 Al을 18개씩 병렬로 고정한 양쪽 제품 위에 탐사봉을 가져가면 탐사봉이 평행(=)이 된다.

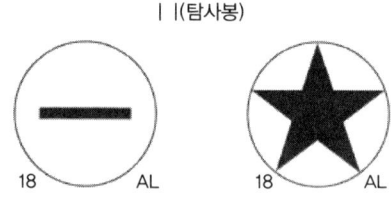

종이에 ― 모양으로 만든 AL박과 별모양으로 만든 AL박을 18개씩 병렬로 고정한 양쪽 제품 위에 탐사봉을 가져가면 탐사봉이 평행(=)이 된다.

| |(탐사봉)

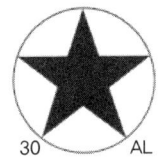 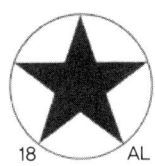

　종이에 5각 모양으로 만든 AL박 30개와 5각 모양으로 만든 Al박 18개씩 병렬로 고정한 양쪽 제품 위에 탐사봉을 가져가면 탐사봉이 평행(=)이 된다.

　위 실험에서 보면 제품에서 에너지 크기가 서로 같을 때 중화 안되고, 에너지의 크기가 다르면 중화된다.
　또 금속이 서로 다르거나, 같은 금속이라도 모양이 다르고, 모양이 같더라도 크기가 다르면 서로 중화됨도 알 수 있다.

5. AL박으로 만든 조흥식 라인 제품의 특성

　아래 그림과 같이 지름이 7cm이고 약간 두꺼운 원으로 된 종이에 Ag(은)을 + 형으로 만들어 접착제로 붙인 24개를 직렬로 하여 교정한 조흥식 라인 제품의 특성을 알아보자
　아래 그림은 조흥식 라인 제품을 방바닥에 놓고 이 제품을 중심으로 하여 앞에서 탐사봉 갖고 좌, 우로 上下로 움직일 때 폭이 대략 100cm마다 탐사봉이 벌어(∨)지고 교차(×)하는 모양.
　다음 그림과 같이 제품 앞에서 탐사봉이 100cm마다 벌어(∨)지고 교차(×)하는 선(Line)이 마치 바둑선(Line) 같이 나타나는 선(Line)을 조흥식 라인이라고 하고 조흥식 라인이 존재하는 제품을 조흥식 라인 제품이라고 하고자 한다.

			3면				
∨	×	∨	×	∨	×	∨	100cm
×	∨	×	∨	×	∨	×	100cm
∨	×	∨	×	∨	×	∨	100cm
×	∨	×	24⁺Ag ∨	×	∨	×	100cm
∨	×	∨	×	∨	×	∨	100cm
×	∨	×	∨	×	∨	×	100cm
∨	×	∨	×	∨	×	∨	100cm
100cm ④	100cm ③	100cm ②	100cm ①	100cm ②´	100cm ③´	100cm ④´	

(4면은 왼쪽, 2면은 오른쪽, 1면은 아래)

위 그림에 대하여 다음과 같은 특성이 있음을 알 수 있다.

① 바둑판의 선(Line) 모양
② Line의 폭 사이사이가 대략 100cm 정도
③ 제품 중심으로 왼쪽으로 ①의 폭에는 탐사봉이 ∨되고 ②의 폭에는 ×되고 ③의 폭에는 ∨되고 ④의 폭에서는 ×된다.
④ ①번에 있는 제품 중심으로 오른쪽으로 ②´의 폭에는 탐사봉이 ×되고 ③´의 폭에는 ∨되고 ④´의 폭에서는 ×된다.
⑤ 그림과 같이 제품을 중심으로 하여 앞에서 탐사봉을 갖고 앞으로, 뒤로 움직일 때 폭이 100cm 마다 탐사봉이 벌어(∨)지고 교차(×)되고 벌어(∨)지고 교차(×)되고 한다.
⑥ 1면 2면, 3면, 4면 앞에 이동하면 각각 ´면과 같이 탐사봉의 움직임이 같게 존재한다.
⑦ 위와 같은 특성은 제품 중심으로 360°로 돌아가면서 조흥식 라인의 특성이 존재함을 알 수 있다.

⑧ 그 밖에

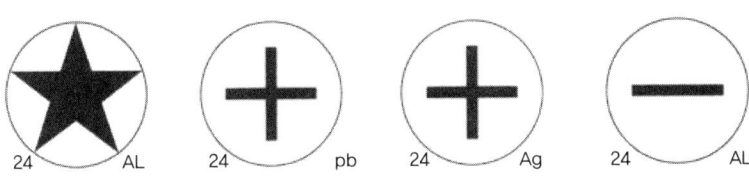

위에 있는 여러 종류의 조흥식 라인 제품들도 5.의 실험과 같이 조흥식 라인의 특성과 같게 됨을 알 수 있다.

6. 두 물체를 놓았을 때(방에서) 중화 비교 관찰

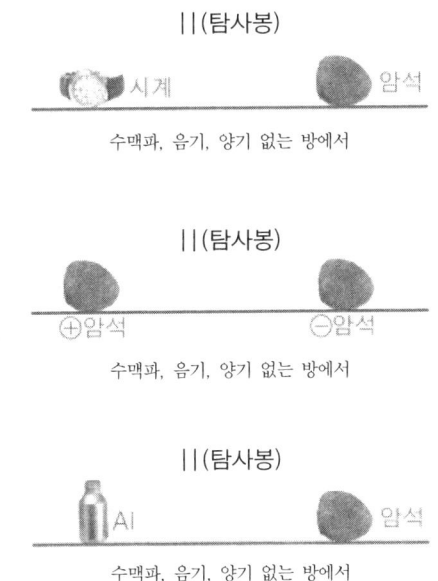

위 실험에서는 조흥식 라인은 존재하지 않고 두 물체의 시계와 암석을 놓고 그 위에 탐사봉 가져가면 중화되어 탐사봉이 평행(=)이 됨을 알 수 있다. 그 밖에 ⊖암석과 ⊕암석, AL과 암석을 놓았을 때도 마찬가지이다.

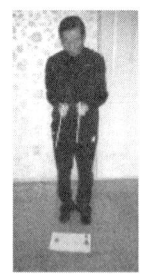

시계와 암석 사이에서 중화되는지 두 물체 위에 탐사봉 가져가면 중화되어 탐사봉이 평행이 되는 모습

7. 물과 다른 물체를 놓았을 때의 탐사봉 움직임 관찰

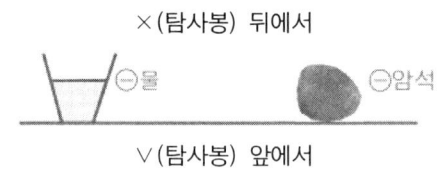

위 실험은 각 에너지파가 없는 방에서 ⊖에너지파가 존재하는 물을 ⅓ 넣은 종이컵과 암석과의 사이를 띄어 놓고 탐사봉을 앞에 가져가면 탐사봉이 벌어(∨)지고 뒤로 가면 탐사봉이 교차(×)하는 것을 알 수 있다. 이 실험을 보면 앞의 5.의 실험에서 조흥식라인 제품의 특성과 같음을 알 수 있다.

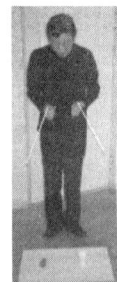

위 실험에서 물과 암석 앞에서 탐사봉이 벌어(∨)지는 모습

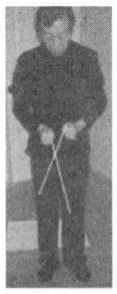

물과 암석 뒤에서 탐사봉이 교차(×)되는 모습

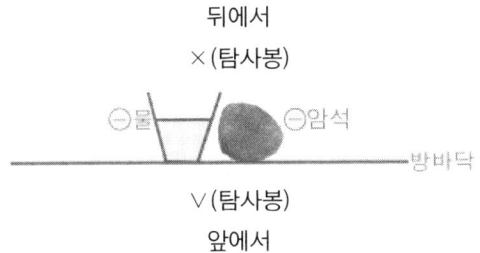

⊖물과 ⊖암석을 붙여도 앞의 실험과 같이 조흥식라인이 존재함을 보여 주기 위한 실험이다.

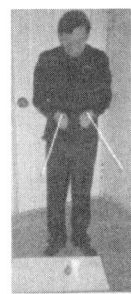 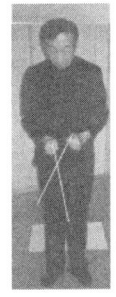

물과 암석을 붙여도 앞에서   물과 암석을 붙여도 뒤에서
탐사봉이 벌어(∨)지는 모습   탐사봉이 교차(×)되는 모습

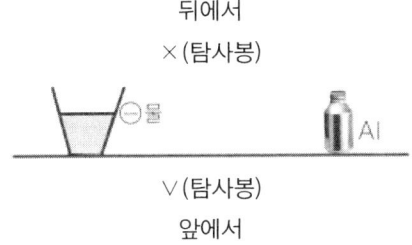

각 에너지파가 없는 방에서 물과 Al과의 사이를 띄어 놓고 실험하면 정면 앞에서 탐사봉이 벌어(∨)지고 뒤에 가면 탐사봉이 교차(×)됨으로써 조흥식 라인이 존재함을 알 수 있다.

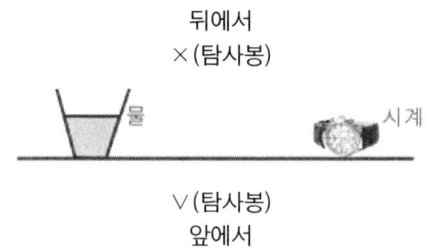

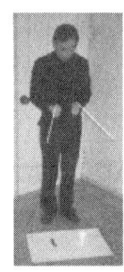
물과 시계 앞에서 탐사봉이
벌어(∨)지는 모습

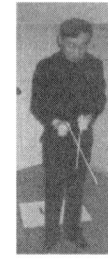
물과 시계 뒤에서
탐사봉이 교차(×)되는 모습

위 실험과 같이 물과 시계와의 사이를 띄어 놓아도 조흥식라인이 존재한다.

즉 앞에서는 탐사봉이 벌어(∨)지고 뒤에서는 탐사봉이 교차(×)된다.

결론적으로 말하면 어떤 물체에 물이 있어야 조흥식라인이 존재함을 알 수 있고 자연에서 존재하는 LeyLine은 위 원리에 의해 존재하는 것이 아닌가 생각할 수 있다.

즉 지하에 암석과 물이 함께 같이 있는 곳에서 LeyLine이 존재하는 것이 아닌가 생각된다.

· 물을 3층으로 했을 때 조흥식라인 관찰

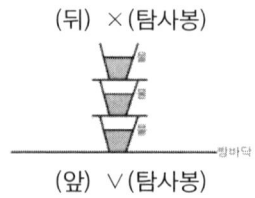

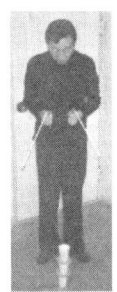
3층으로 된 물 앞에서
탐사봉이 벌어지는 모습

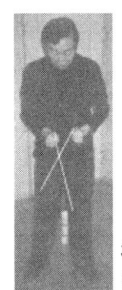
3층으로 된 물 뒤에서
탐사봉이 교차되는 모습

위 실험과 같이 종이컵에 물을 ⅓넣어 3층으로 할 때도 앞에서 탐사봉이 벌어지고 뒤에 가서 탐사봉이 교차되므로 조흥식라인이 존재함과 동시에 앞에 5의 실험에서와 같이 조흥식라인의 특성과 같음을 알 수 있다.

· 15 AL 과 18 Mg 비교 관찰

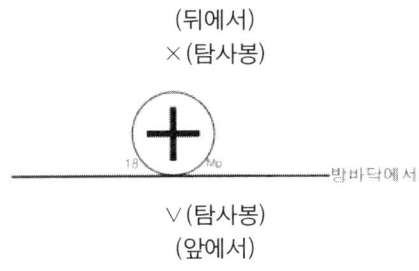
(뒤에서)
×(탐사봉)

∨(탐사봉)
(앞에서)

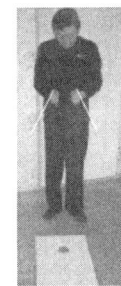
조흥식라인 제품 앞에서 탐사봉
이 벌어(∨)지는 모습

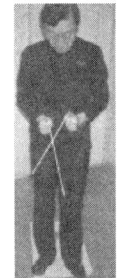
조흥식라인 제품 뒤에서 탐사봉
이 교차(×)되는 모습

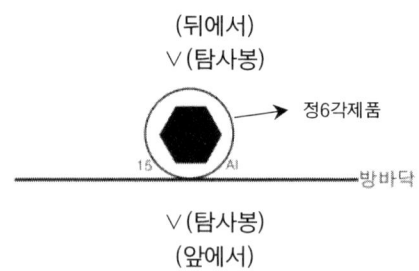

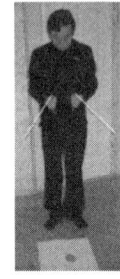
정6각 제품 앞에서 탐사봉이
벌어(∨)지는 모습

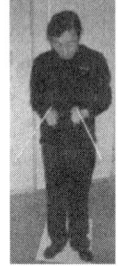
정6각 제품 뒤에서 탐사봉이
벌어(∨)지는 모습

    위 실험과 같이 제품 앞에서는 탐사봉이 벌어(∨)지고 제품 뒤에서도 탐사봉이 벌어(∨)지는 것을 알 수 있었다.

    전(前) 실험에서는 제품 앞에서 탐사봉이 벌어(∨)지고 제품 뒤에서 탐사봉이 교차(×)되는 것을 조흥식라인이라고 하였다.

    그런데 이번 실험은 정6각 Al박으로 만든 제품 앞에서 탐사봉이 벌어(∨)지고 제품 뒤에서도 탐사봉이 벌어(∨)지는 것이 달랐다. 그래서 이 제품을 조흥식라인이라고 하지 않고 정6각 Al박에서 정6각이 지닌 고유의 6각 에너지를 정6각 에너지라고 하고 정6각 에너지가 존재하는 제품을 정6각 제품이라고 하고자 한다.

8. 각종 제품인 정6각 제품과 조흥식라인 제품의 범위 거리

아래의 각종 제품의 범위 거리를 알아보면 다음과 같다.

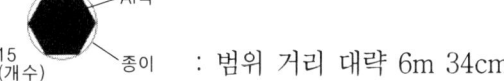
: 범위 거리 대략 6m 34cm

위 그림은 사무용 누런 봉투를 원으로 오려 만든 종이 안에 정6각형으로 만든 Al박을 붙인 15개를 직렬로 고정한 제품

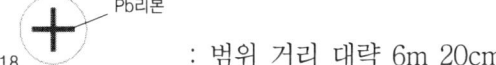
: 범위 거리 대략 6m 20cm

위 그림은 사무용 누런 봉투를 원으로 오려 만든 종이 안에 +자형으로 만든 Pb리본을 붙인 18개를 직렬로 고정한 제품

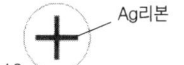
: 범위 거리 대략 6m 33cm

위 그림은 사무용 누런 봉투를 원으로 오려 만든 종이 안에 +자형으로 만든 Ag리본을 붙인 18개를 직렬로 고정한 제품

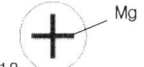
: 범위 거리 대략 6m 34cm

위와 같이 종이 안에 +자형으로 만든 Mg리본을 18개 사용한 제품

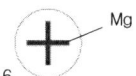
: 범위 거리 대략 2m 95cm

위와 같이 종이 안에 +자형으로 만든 Mg리본을 6개 사용한 제품

: 범위 거리 대략 3m 16cm

: 범위 거리 대략 11m

위 실험은 종이컵에 물을 ⅓ 넣어 3층으로 얹어 놓은 것임

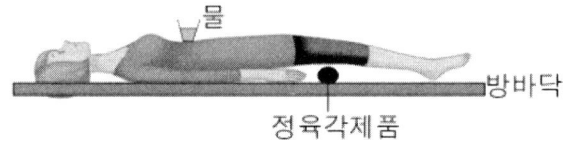 : 범위 거리 대략 9m 48cm

위 실험은 ⅓ 물이 들은 종이컵과 암석을 띄어 놓은 것임

9. 정6각 에너지가 우리 몸을 통과하나 관찰

위 그림과 같이 수맥파, 양기, 음기, 각 에너지파가 없는 방에 인간이 누워 윗옷을 젖힌 후 뱃살 위에 ⊖물이 ⅓ 든 종이컵을 놓고 배 옆에 정6각 제품을 놓고 30분 있으면 배 위에 있는 ⊖에너지가 존재하는 물이 ⊕에너지가 존재하는 물이 되었음은 정6각 에너지가 육체로 전달되어 배 위에 있는 ⊖물이 ⊕물이 되었음을 알 수 있다.

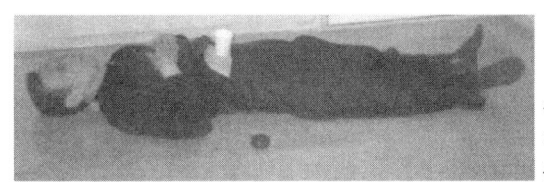

정6각 제품에 의해 배 위에 있는 ⊖물이 ⊕물이 되는지 알고자 하는 모습

10. 정6각 제품에 의해 ⊖에너지가 존재하는 물이 ⊕에너지가 존재하는 물로 되는지 실험

①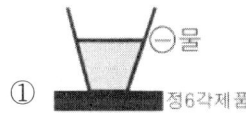

위 그림과 같이 오후 7시30분에서 8시20분까지 ⊖물을 정6각 제품 위에 얹어 놓는다. 실험결과 ⊖물이 ⊕물이 됨을 알 수 있다.

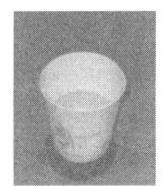

위 실험과 같이 정6각 제품 위에 물이 ½ 든 종이컵을 얹어 놓은 사진

②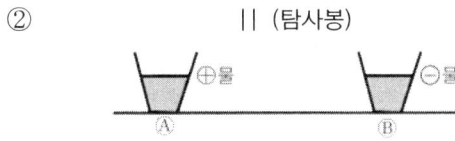

위 그림에서 Ⓐ의 물은 ①의 실험한 물이고 Ⓑ의 물은 실험하지 않은 물이다. 즉 수돗물이다.

위 실험은 두 종이컵에 있는 물이 같은 ⊖에너지파가 존재하는 물이면 중화가 안되어 탐사봉이 교차(×)된다.

그러나 Ⓐ컵의 물과 Ⓑ컵의 물 사이에 탐사봉을 가져가면 평행(=)이 된다.

이것은 Ⓐ의 물이 정6각 에너지에 의해 ⊕에너지가 존재하는 물이 되고 Ⓑ의 물은 실험하지 않은 ⊖에너지가 존재하는 물이므로 Ⓐ의 물은 ⊕물이고 Ⓑ의 물은 ⊖물인 고로 Ⓐ물과 Ⓑ의 물이 중화가 되어 탐사봉이 평행(=)이 되는 것이다.

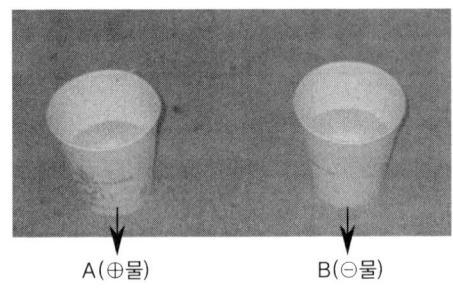

A(⊕물)   B(⊖물)

앞 실험과 같이 위 사진은 A 종이컵에 있는 ⊕물과 B 종이컵에 있는 ⊖물이 중화되는지 알아보기 위하여 방에 놓인 사진이다.

11. 탐사봉(L-Rod)으로 ⊖에너지와 ⊕에너지가 존재하는지 확인법

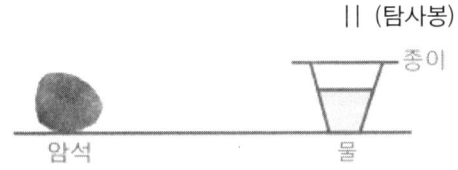

위 그림과 같이 수맥파, 각종파가 없는 방바닥에 암석을 놓고 우측에는 물이 있는 종이컵을 놓은 다음에 물이 있는 종이컵 위에 흰 종이

를 얹어 놓고 탐사봉을 나란하게 되도록 양손에 쥐고 탐사봉과 탐사봉의 폭은 15~16cm 정도 간격이 되도록 한다.

　이 때 탐사봉을 잡을 때는 짧은 쪽을 잡고 달걀 쥐듯이 가볍게 주먹을 쥔다.

　이 상태에서 탐사봉 잡은 손과 양 팔꿈치를 옆구리에 붙인다. 옆구리에 붙이는 것이 전방으로 진행할 때 흔들림이 없이 더욱 정확한 진단이 가능하기 때문에 붙이는 것이다.

　이 때 너무 힘을 주어 붙이지 않도록 한다. 그냥 양 팔꿈치를 옆구리에 편안하게 갖다 놓는다는 정도로 생각하면 좋다.

　그리고 탐사봉의 손잡이 부분이 지면과 수직을 유지하도록 하고 탐사봉의 긴쪽이 "앞으로 나란히" 유지되도록 한다. 이 때 반드시 탐사봉의 손잡이와 길이가 긴 쪽과 90도 가까이 되도록 하고 15~16cm 정도의 폭을 유지한 상태로 잠시 있다가 종이컵 위로 향하여 앞으로 진행한다. 보폭은 일반 보행 시 보폭의 반 정도로 진행하며 진행 속도는 결혼식장에서 신부가 입장하듯이 천천히 앞을 향해 한발짝씩 한발짝씩 발을 떼면서 진행한다.

　시선은 탐사봉 중심을 주시하며 종이컵 위로 아무 생각없이 천천히 계속 진행하다보면 탐사봉이 종이컵 위에서 교차(×)가 안되고 평행(=)이 된다.

　이 때 탐사봉이 종이컵 위에서 평행(=)이 되면 옆에 놓여 있는 암석이 ⊕에너지가 존재함을 알 수 있는 것이다.

　마찬가지로 위와 같은 방법으로 하여 탐사봉이 종이컵 위에서 교차(×)되면 암석이 ⊖에너지가 존재함을 알 수 있는 것이다. (꼭 물이 든 종이컵이 아닌 휴대폰, 시계, 암석을 같은 방법으로 사용해도 된다.)

　그리고 알고자 하는 물질을 암석 뿐만 아니라 여러 종류의 식품이 ⊖에너지가 존재하는지 ⊕에너지가 존재하는 것인지 알 수 있다. 올링테스트로 몸에 맞는 식품과 안 맞는 식품을 구별하지만 체질에 따라 탐사봉으로도 몸에 맞는 식품, 안 맞는 식품도 구별할 수 있는데 식품이 맞는 식품은 ⊕, 맞지 않는 식품은 ⊖로 구별할 수 있다.

① 탐사봉으로 ⊖에너지와 ⊕에너지가 존재하는지 여러 종류 실험한 내용을 다음과 같이 사진으로 보여주고자 한다.
- 물에 의해 암석이 ⊕에너지와 ⊖에너지 존재하는지 확인

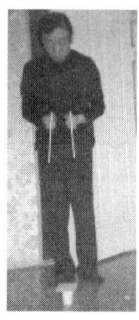

두꺼운 종이를 얹어 놓은 종이컵 속의 물과 암석을 놓고 종이컵 위에 탐사봉 가져가면 탐사봉이 평행(=)이 되면 암석이 ⊕에너지가 존재함을 알 수 있는 모습

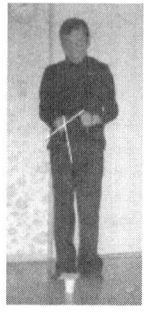

두꺼운 종이를 얹어 놓은 종이컵 속의 물과 암석을 놓고 종이컵 위에 탐사봉 가져가면 탐사봉이 교차(×)되면 암석이 ⊖에너지가 존재함을 알 수 있는 모습

- 시계에 의해 암석이 ⊕에너지, ⊖에너지가 존재하는지 확인법

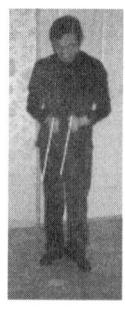

두꺼운 종이를 얹어 놓은 손목시계와 암석을 놓고 시계 위에 탐사봉을 가져가면 탐사봉이 평행(=)이 되면 암석이 ⊕에너지가 존재함을 알 수 있는 모습

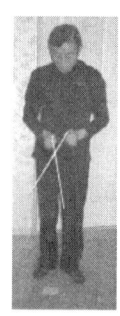

두꺼운 종이를 얹어 놓은 손목시계와 암석을 놓고 시계 위에 탐사봉을 가져가면 탐사봉이 교차(×)되면 암석이 ⊖에너지가 존재함을 알 수 있는 모습

- 시계에 의해 사과 ⊕에너지, 오이 ⊖에너지가 존재하는지 확인법

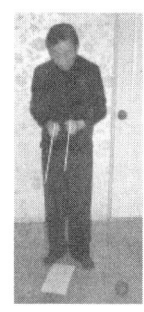 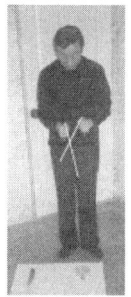

사과와 시계 위에 종이를 덮은 다음 시계 위에 탐사봉 가져가면 탐사봉이 평행(=)이 된다. 이것은 사과가 ⊕에너지가 존재함을 알려 주는 모습

두꺼운 종이를 얹어 놓은 손목시계와 오이를 놓고 시계 위에 탐사봉을 가져가면 탐사봉이 교차(×)되면 오이가 ⊖에너지가 존재함을 알 수 있는 모습

- 정6각 제품에 의해 ⊖에너지가 존재하는 오이가 ⊕에너지가 존재하는지 확인법

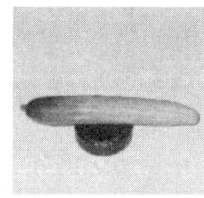 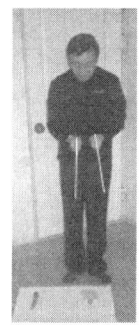

⊖에너지가 존재하는 오이를 정6각 제품 위에 10분간 놓아 ⊕에너지가 존재하는 오이가 되게 하는 모습

좌측 사진에 있는 오이와 시계 위에 종이를 덮은 다음 시계 위에 탐사봉 가져가면 탐사봉이 평행(=)이 된다. 이것은 ⊖에너지가 있는 오이가 ⊕에너지가 존재하는 오이로 되었음을 보여 주는 모습

12. 진자(추)로 물체가 ⊖에너지와 ⊕에너지가 존재하는지 확인법

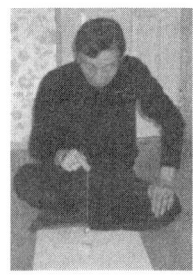

진자(추)로 물체가 ⊖에너지와 ⊕에너지가 존재하는지 확인하는 모습
(단 실험 방향은 남쪽으로 향한다)

진자는 어떤 일정한 모양이 있는 것은 아니다. 진자의 모양이 꼭 둥글어야 하는 이유도 없으며 어떤 모양이든 상관없다.

  이것은 진자의 끝이 아래로 정확히 향하도록 되어 있는 것이기 때문이다. 재질 또한 금속성인 구리, 철이나 비금속성인 수정, 상아, 플라스틱 등을 사용하면 된다. 어떤 재질로 만들어지든 아무런 상관이 없다.

  진자의 무게는 적당한 무게를 지닌 것이면 된다.

  앞 사진과 같이 진자에 매다는 끈은 일반적으로 실이면 된다. 실의 길이는 22cm가 적당하다.

  진자를 잡을 때 끈의 끝에 잡기가 편하도록 작은 구슬을 손잡이에 연결하여 놓으면 진자를 쥐기가 쉽다.

  앞의 그림과 같이 책상다리를 하여 앉은 상태에서 넓적다리 위에 팔꿈치를 대고 팔은 대략 45도 정도 굽힌 상태에서 진자는 자연스럽게 엄지와 검지로 추의 끝을 가볍게 쥐고 너무 힘을 주지 않는 것이 좋다.

  진자를 잡았으면 물론 수맥파, 각종 에너지파가 나오지 않는 방바닥이나 수맥파, 각종 에너지파를 중화한 방바닥에서 작은 암석이 양(+)에너지가 존재하는지 또는 음(−)에너지가 존재하는지 알고자 할 때 눈동자는 진자의 끝을 보면서 정신집중한다.

  정신을 집중할 때 다른 생각을 하고 있으면 반응하지 않는다. 아무 생각하지 않아야 한다.

  물론 이 때 작은 암석이 ⊖에너지가 존재하는지 ⊕에너지가 존재하는지 알기 위해서 진자로 폭 4~5cm 정도(진자의 폭은 물체의 크기에 따라 달라진다)로 하여 시계 방향으로 움직이게 한 후 잠시 가만히 있으면 진자가 멈추듯 하다 上下로 움직이기 시작하여 계속 움직이면 암석이 ⊕에너지가 존재하는 것이고 또 같은 방법으로 하여 진자가 좌우로 움직이기 시작하여 움직이면 ⊖에너지가 존재하는 암석인 것이다.

13. 정6각 제품에 의해 ⊖에너지가 존재하는 암석이 ⊕에너지가 존재하는 암석이 되었는지 실험 (단 아래 실험은 남쪽 방향으로 향하고 한다)

①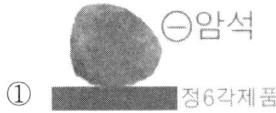

그림과 같이 오후 8:40~9:40 까지 ⊖암석을 정6각 제품 위에 얹어 놓는다.

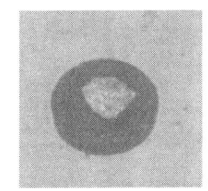
위의 그림을 실제로 보이기 위한 사진

②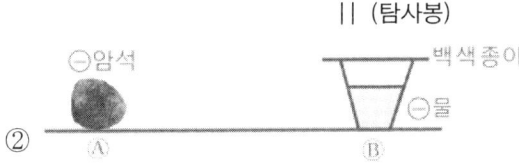

위 그림에서 Ⓐ의 암석은 ①에서 실험한 암석이고 Ⓑ의 종이컵 속의 물은 수돗물이다. Ⓐ의 ⊖암석이 ⊕에너지가 존재하는 암석이 되었는지 확인하기 위해 Ⓑ의 물이 든 종이컵 위에 흰 종이를 덮고 그 위에 탐사봉 가져가면 탐사봉이 평행(=)이 된다.
  이 때 탐사봉이 평행이 되면 ⊖에너지가 존재하는 암석이 ⊕에너지가 존재하는 암석이 되었음을 알 수 있다. ⊖암석이 ⊕암석이 되었는지 아는 방법은 앞에 설명에서 설명한 바 있다.

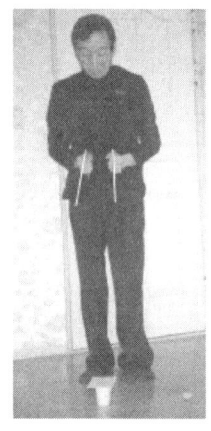

앞에 설명한 바와 같이 물이 있는 종이컵 위에 탐사봉이 평행(=)이 되는 것은 ⊖암석이 ⊕암석이 되었음을 보여주는 모습

14. ⊕에너지가 존재하는 물 위에 ⊖에너지가 존재하는 암석을 얹어 놓으면 ⊕에너지가 존재하는 암석이 되었는지 실험

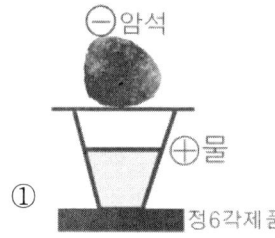
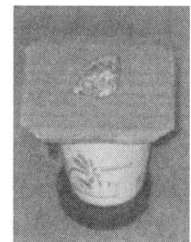

①의 실험을 실제로 사진으로 보이기 위한 것임

 위 그림은 정6각 제품으로 ⊖에너지가 존재하는 물을 ⊕에너지가 존재하는 물이 된 위에 ⊖에너지가 존재하는 암석을 오후 4:00~오후 4:30 까지 얹어 놓아 둔 것이다.

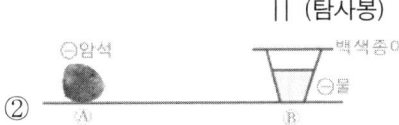

위 그림에서 Ⓐ의 암석은 ①에서 실험한 암석이고 Ⓑ의 종이컵 속의 물은 수돗물이다. Ⓐ에 있는 ⊖에너지가 존재하는 암석이 ⊕에너지가 존재하는 암석이 되었는지 확인하기 위하여 Ⓑ의 물이 든 종이컵 위에 백색종이를 덮고 그 위에 탐사봉 가져가면 탐사봉이 평행(=)이 된다.

이 때 탐사봉이 평행이 되면 ⊖암석이 ⊕암석이 되었음을 알 수 있다.

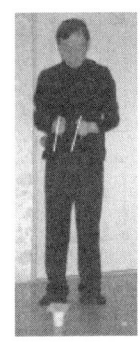

위의 실험과 같이 물이 있는 종이컵 위에 탐사봉이 평행(=)이 됨으로써 ⊖암석이 ⊕암석이 되었음을 알 수 있는 모습

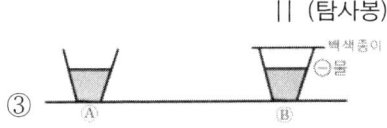

앞 10의 ①의 실험한 종이컵 속에 있는 ⊖에너지가 존재하는 물이 ⊕에너지가 존재하는 물이 되었는지 Ⓑ의 물 위에 백색종이를 덮고 그 위에 탐사봉 가져가면 탐사봉이 평행(=)이 되는 것으로 보아 ⊖에너지가 존재하는 물이 ⊕에너지가 존재하는 물이 되었음을 알 수 있다. 단 Ⓑ의 물은 ⊖에너지가 존재하는 수돗물이다.

제1장 조흥식 line과 정6각 에너지에 대한 실험 *37*

15. ⊖에너지가 존재하는 물 위에 정6각 제품을 얹어 놓아도 아래에 있는 실험에서 ⊖에너지가 존재하는 물이 ⊕에너지가 존재하는 물로 되는지 실험

①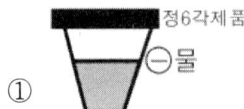

위 그림과 같이 오후 4:00~오후 5:00 까지 ⊖물 위에 정6각 제품을 얹어 놓는다.

②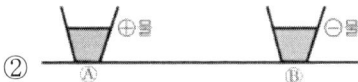

위 그림과 같이 Ⓐ의 종이컵 속 물은 위의 ①에서 실험한 물이고 Ⓑ의 종이컵 속 물은 수돗물이다.

이 실험은 Ⓐ와 Ⓑ 두 물이 ⊖에너지가 존재하는 물이면 중화가 안되어 탐사봉이 교차(×)된다. 그러나 Ⓐ물과 Ⓑ의 물 사이에 탐사봉을 가져가면 바로 탐사봉이 평행(=)이 된다.

이것을 보면 Ⓐ의 ⊖에너지가 존재하는 물 위에 있던 정6각 제품에 의해 ⊕에너지가 존재하는 물이 되었음을 알 수 있다.

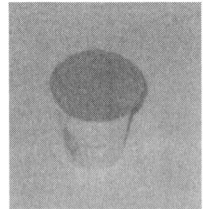

앞 15①의 그림과 같이 물이 든 종이컵 위에 정6각 제품을 얹어 놓은 사진

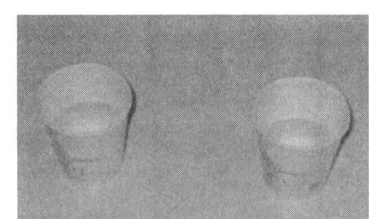

앞 15②의 그림과 같이 ①의 실험한 물이 든 종이컵과 수돗물이 든 종이컵을 놓은 사진

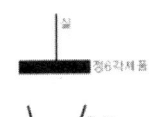

③ 위 그림과 같이 ⊖에너지가 존재하는 물이 든 종이컵 위에 정6각 제품을 실로 매어 종이컵에서 떨어지게 하여 20분 후 ⊖물이 ⊕물이 되었는지 알기 위하여 아래와 같이 실험하여 보면

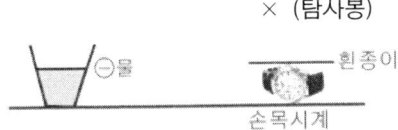

⊖물이 든 종이컵과 사이를 두어 시계를 놓고 그 위에 흰 종이를 얹어 놓고 탐사봉을 시계 위에 가져가면 탐사봉이 교차(×)된다.

이것은 ⊖물이 ⊕물이 안되고 그대로 ⊖물임을 알 수 있다.

이 실험으로 보아 정6각 제품과 ⊖물이 든 종이컵이 위로 떨어져 있으면 정6각 제품에 있는 에너지가 이동할 수 없음을 알 수 있다.

16. ⊕에너지가 존재하는 물속에서 ⊖에너지가 존재하는 암석이 ⊕에너지가 존재하는 암석이 되는지 실험

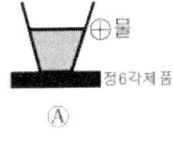

그림과 같이 정6각 제품 위에 ⊖에너지가 존재하는 물을 종이컵에 넣어 30분 동안 놓아두면 ⊖에너지가 존재하는 물이 ⊕에너지가 존재하는 물이 된다.

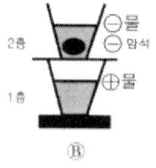

그림과 같이 Ⓐ의 실험에서 ⊖물이 ⊕물로 된 종이컵 위에 ⊖암석과 ⊖물을 넣은 종이컵을 30분 동안 놓아둔다.

↓

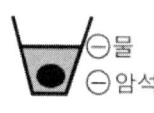

위 그림은 Ⓑ의 실험에서 2층에 있는 암석과 물이 든 종이컵을 옮겨 온 것이다.

↓

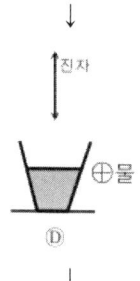

Ⓒ의 컵 속에 있는 물과 암석을 꺼내어 분리한 ⊖물이 ⊕물로 되었는지 진자로 확인하여 보면 上下로 움직인 것을 보면 ⊕물이 되었음을 알 수 있다.

↓

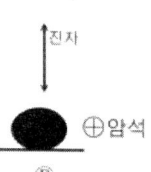

Ⓒ의 컵 속에서 꺼낸 암석이 ⊕암석이 되었는지 다시 진자로 확인하여 보면 진자가 上下로 움직이므로 ⊖암석이 ⊕암석이 되었음을 알 수 있다.
확인하는 방법은 앞에서 설명한 바 있다.

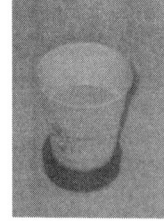

①의 Ⓐ그림과 같이 정6각 제품 위에 물이 든 종이컵을 엎어 놓은 사진

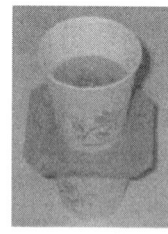

①의 Ⓑ그림과 같이 ⊕물로 된 종이컵 위에 ⊖암석과 ⊖물을 넣은 종이컵을 엎어 놓은 사진

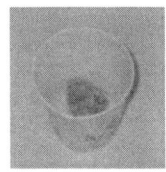
전(前)사진에서 2층에 있는
암석과 물이 든 종이컵을
옮긴 사진

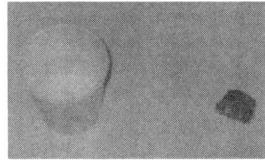
옆의 있는 물이 든 종이컵
과 암석을 분리하여 놓은
사진

②

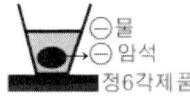
①

그림과 같이 정6각 제품 위에 ⊖암석과 ⊖물을 종이
컵 속에 넣어 30분 동안 놓아둔다.

↓

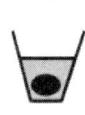
②

①의 실험에 있는 암석과 물이 든 종이컵을 그대로
옮긴 것임

↓

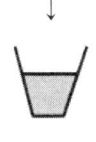
③

옆의 그림은 ②에 있는 물이 든 종이컵임

↓

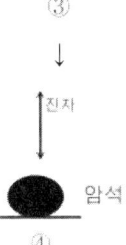
④

②의 컵 속에 있는 ⊖암석이 ⊕암석이 되었는지 진자
로 알아보면 진자가 上下로 움직이는 것으로 보아 ⊖
암석이 ⊕암석이 되었음을 알 수 있다.

③

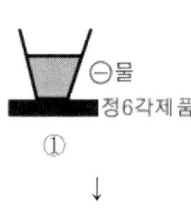

그림과 같이 정6각 제품 위에 ⊖물을 넣은 종이컵을 40분 동안 놓아두면 ⊖물이 ⊕물이 된다.

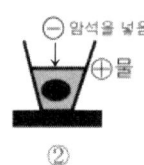

①의 실험에서 놓여있던 ⊕물이 있는 컵을 옮긴 후 컵 속의 ⊕물에 ⊖암석을 넣어 50분 놓아둔다.

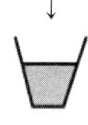

그림은 ②에 있는 ⊕물이 든 종이컵임

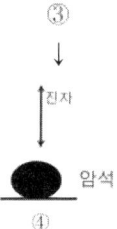

②의 컵 속에 있는 ⊖암석이 ⊕암석이 되었는지 진자로 알아보면 上下로 움직이는 것으로 보아 ⊕암석이 되었음을 알 수 있다.

④

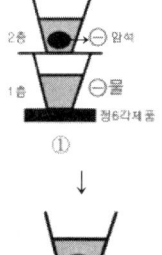

그림과 같이 정6각 제품 위에 1층인 ⊖물이 든 종이컵 위에 2층인 ⊖암석과 물이 든 종이컵을 얹은 후 50분 동안 놓아둔다.

①에 있는 실험에서 놓여 있던 2층컵을 옮긴 후 종이컵과 암석을 분리하면 ③과 ④와 같다.

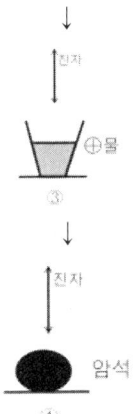
이 실험에서 종이컵 속에 들어 있는 물 위에 진자가 上下로 움직이는 것으로 보아 ⊖물이 ⊕물로 되었음을 알 수 있다.

그림은 ⊖암석을 진자로 ⊕암석이 되었는지 알아보면 上下로 움직이는 것으로 보아 ⊕암석이 되었음을 알 수 있다.

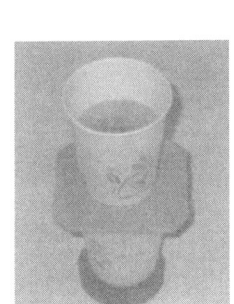

④의 ①그림과 같이 정6각 제품 위에 1층인 ⊖물이 들어 있는 종이컵 위에 ⊖암석과 ⊖물이 들어 있는 종이컵을 얹어 놓은 사진

⑤

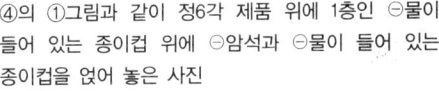

그림과 같이 정6각 제품 위에 물이 들어 있는 종이컵 2개를 1층과 2층이 되게 하여 60분 동안 놓아둔다.

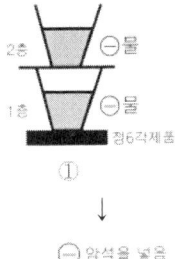

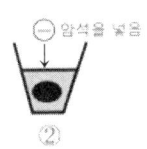

①의 실험에서 2층에 있는 물이 들어 있는 컵을 옮기어 ⊖암석을 넣어 60분간 놓아둔다.

제1장 조흉식 line과 정6각 에너지에 대한 실험

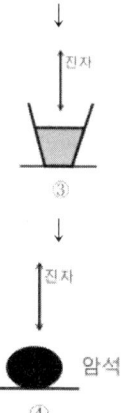

②의 실험에서 ⊖물이 들어 있는 컵을 진자로 알아보면 上下로 움직이는 것으로 보아 ⊖에너지가 존재하는 물이 ⊕에너지가 존재하는 물이 되었음을 알 수 있다.

②의 컵 속에 있던 ⊖암석이 ⊕암석으로 되었는지 진자로 알아보면 上下로 움직이는 것으로 보아 ⊖암석이 ⊕암석이 되었음을 알 수 있다.

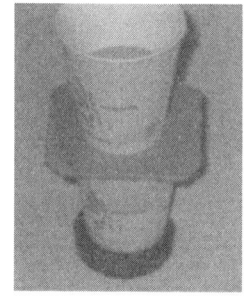

⑤의 ①그림과 같이 정6각 제품 위에 ⊖물이 들어있는 종이컵을 1층 위에 2층으로 얹어 놓은 사진

⑥

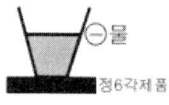

정6각 제품 위에 ⊖물이 들어 있는 종이컵을 60분간 놓아둔다.

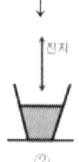

①에 있던 컵 속의 물을 진자로 확인하여 보면 上下로 움직이는 것으로 보아 ⊕물이 되었음을 알 수 있다.

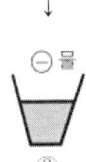

②의 ⊕물이 들어 있는 컵 속에 다시 ⊖물을 적당히 부어 40분 동안 있으면 잠시 중화되었다가 다시 ⊕물이 됨을 알 수 있다. (진자로 확인함)

⑦

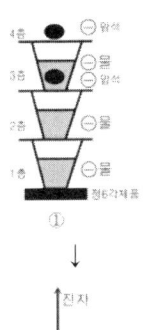

정6각 제품 위에 ⊖물이 들어 있는 종이컵을 그림과 같이 3층으로 30~40분 동안 놓아둔다.

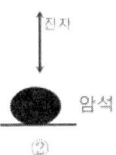

①의 실험에서 맨 위 4층에 놓여 있던 작은 ⊖암석이 ⊕암석이 되었다. (진자로 확인함)

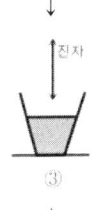

옆의 그림③과 ④는 3층에 있는 ⊖암석이 들어 있는 물컵을 옮겨 ⊖물과 ⊖암석을 분리한 그림임.
③의 물을 진자로 ⊖물이 ⊕물로 되었는지 진자로 확인한 결과 ⊕물이 되었음을 알 수 있다.

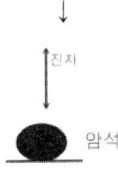

3층의 컵 속에 들어 있던 암석이 ⊕암석이 되었는지 진자로 확인하여 보면 진자가 上下로 움직이는 것으로 보아 ⊕암석이 되었음을 알 수 있다.

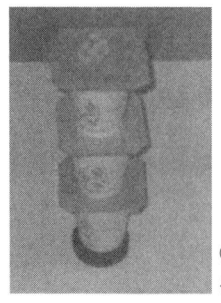

⑦의 ①그림과 같이 정6각 제품 위에 암석과 물을 넣은 종이컵들과 함께 3층으로 얹어 놓은 사진

IV. 실험 결과

1. 직렬과 병렬일 때 힘의 크기가 다르다.
2. 금속으로 조흥식라인 제품을 만들 수 있다.
3. 조흥식라인 제품에 대한 특성을 알 수 있다.
4. 여러 금속에 의한 조흥식라인 특성을 이해할 수 있다.
5. 어느 물체에 물이 있으면 조흥식라인이 존재함을 알 수 있다.
6. 정6각 에너지가 우리 몸을 전달함을 알 수 있다.
7. ⊖물이 있는 종이컵 위에 정6각 제품을 얹어 놓으면 아래에 있는 ⊖물이 ⊕물이 된다.
8. 정6각 제품 위에 ⊖에너지가 존재하는 물을 종이컵에 넣어 40분 동안 놓아두면 ⊖에너지가 존재하는 물이 ⊕에너지가 존재하는 물이 되고 다시 이 ⊕에너지가 존재하는 물 위에 ⊖에너지가 존재하는 암석과 ⊖에너지가 존재하는 물을 넣은 종이컵을 40분 동안 놓아두면 ⊖물이 ⊕물이 되고 ⊖암석이 ⊕암석이 된다.
9. 정6각 제품 위에 ⊖암석과 ⊖물을 넣은 종이컵을 놓아두면 ⊖물은 ⊕물이 되고 ⊖암석은 ⊕암석이 된다.
10. 정6각 제품 위에 1층에 ⊖물을 넣은 종이컵과 2층에 ⊖물과 ⊖암석을 넣은 종이컵을 놓아두면 2층에 종이컵 속에 있는 ⊖

암석은 ⊕암석이 되고 ⊖물은 ⊕물이 되었다.
11. 정6각 제품 위에 ⊖물이 있는 종이컵을 놓고 그 종이컵 위에 두꺼운 종이를 얹어 놓은 다음 그 종이 위에 ⊖암석을 얹어 놓아두면 ⊖암석이 ⊕암석으로 되었다.
12. 정6각 제품 위에 1층과 2층에 ⊖물이 든 종이컵을 놓아두면 2층 ⊖물 속에 있던 ⊖암석이 ⊕암석이 되었다.
13. 정6각 제품 위에 ⊖물이 있는 컵을 놓아두면 ⊕물이 되고 그 ⊕물에 ⊖물을 넣으면 잠시 중화되었다가 다시 ⊕물이 된다.
14. 정6각 제품 위에 ⊖물이 든 종이컵을 1, 2, 3층으로 하여 놓아 두는데 3층에 있는 컵 속에 ⊖물과 ⊖암석이 ⊕물과 ⊕암석이 되었다.
15. 정6각제품의 에너지는 공간에는 이동 안됨을 알수 있다.

V. 결론 및 전망

1. 결론
   ① 조흥식라인은 +에너지와 -에너지를 갖고 있음을 알 수 있다.
   ② 정6각 제품에 의해 ⊖물이 ⊕물이 되고 또 ⊖암석이 ⊕암석이 됨을 알 수 있었다.
   ③ ⊕물 위에 있던 ⊖암석이 ⊕암석이 됨도 알 수 있었다.
   ④ 정6각 에너지를 우리 몸을 통과함도 알 수 있다.
   ⑤ 실험 방법에 따라 ⊕물에 ⊖암석을 넣으면 ⊖암석이 ⊕암석이 되었다.

2. 전망
   ① 정6각 제품은 수맥파, 전자파, 여러 종류 유해파 차단하며 우리 몸에 ⊕에너지를 공급하여 면역력을 높여 주고 각종 질병 예방

과 노화 예방 즉 서서히 늙어가게 하는 특성을 갖고 있지 않을까 생각해 본다.

그 밖에 우리 몸의 세포는 정상세포이며 ⊕에너지가 존재하는 정6각 제품에 의하여 정상세포에 ⊕에너지를 공급해주면 이상세포인 암세포가 침투 못하고 쇠퇴하여 암예방에 효과가 있을 것이라고 가정해 본다.

또 다르게 설명하면 암세포가 몸 안에 있는 물이 ⊖이기 때문에 면역력이 약해 암세포가 생기면 빨리 퍼진다고 본다.

그래서 몸 안에 있는 ⊖물을 ⊕물로 바꾸어 준다면 면역력이 강해져 암세포가 더 이상 퍼지지 못하고 쇠퇴하리라고 생각 된다.

② 뒤에 자세히 설명하겠지만 사상체질인 소음인 사람은 오이를 올링테스트로 확인하여 보면 쉽게 벌어지는데 정6각 제품을 몸에 지닌 후 오이를 올링테스트하면 강한 힘이 생겨 잘 벌어지지 않는 것으로 보아 면역력을 증가시킴을 이해하면 몸에 맞지 않는 음식, 채소, 과일을 먹어도 면역력을 약화되지 않게 될 것이다.

올링테스트법은 다음 장에서 설명하고자 한다.

그리고 각종 유해파가 차단(중화)되어 면역력을 감소시키지 않는다고 본다.

암이 몸 안에서 생기면 면역력이 약하여 암세포가 증식하게 되면 죽게 되지만 정6각 제품이 면역력을 증가시켜 암세포를 증식하지 못하게 한다면 암 예방에 효과가 있을 것이라고 본다.

이렇게 암예방에 대하여 여러 가지 생각을 가정하여 적어 보았다.

암 예방에 대하여는 뒤에서 이론적으로 설명하고자 한다. 그 밖에 질병 예방에도 효과가 있을 것이라고 본다.

다음은 앞의 이론을 토대로 하여 식품에 적용하기로 하여 보고자 한다.

제2장 사상(四象)체질에서 몸에 안맞는 식품을 몸에 맞는 식품으로 만들어 보기

1. 오링 테스트법(O-Ring Test)

- 기본 자세를 습득하고 연습을 자주 할수록 정확도가 높아지는 테스트법이므로 꾸준히 연습하여야 한다.
- 식품을 손에 쥐고 테스트해서 처음 상태(빈손일 때)보다 오링이 쉽게 벌어지면 피검자에게 나쁜 식품이라는 것을 알 수 있다.

① 오링 테스트 할 때 주의 사항
  a. 피검자
    1. 서 있거나 앉아 있거나 테스트하는 동안 같은 자세로 유지한다.
    2. 이 때 피검자는 두 발을 약간 벌리고 고개를 들어 똑바로 앞을 보게 한다.
    3. 두 팔꿈치는 몸에서 20cm 이상 떨어지도록 한다.
    4. 반지, 금속 시계, 금속 안경, 금속 목걸이, 귀걸이, 팔찌, 핸드폰, 반창고 등이 없어야 한다.

    5. 전기장, 자기장이 나오는 제품도 두지 않는다.
    6. 수맥파, 전자파 등이 없는 장소에서 테스트 한다.
  b. 검사자
    1. 검사자는 피검자를 보며 테스트 하기 좋은 자세를 한다.
    2. 엄지와 검지의 끝을 대고 만드는 고리는 피검자나 검사자 모두 될 수 있는대로 둥글게 O자 모양(오링)을 만든다.

② 오링 테스트 순서
  1. 피검자에게 엄지(제1지)와 검지(제2지) 끝을 붙여 고리(O-ring)를 만든다.
  2. 검사자의 양손을 피검자의 오링 속에서 양쪽으로 오링을 한다.
  3. 피검자에게 최대로 힘을 주게 한 뒤 검사자는 서서히 힘을 넣어 피검자의 오링을 좌우로 잡아 당긴다. 좌우로 당기는 방향은 반드시 일직선상이 되게 한다.

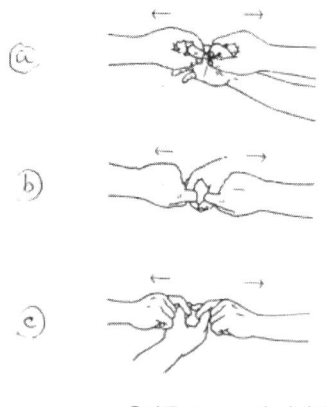

올바른 O-Ring의 당김법

  4. 1회의 테스트는 몇 초에 끝내고 애매하면 다시 한다. 피검자가 힘이 세서 오링이 벌어지지 않으면 제2지와 제3지를 합치고 그

래도 안되면 제4지를 합치고 그래도 안되면 제5지 마저 합쳐서 사용한다. 이 때의 힘이 기본 힘이며 기억해 두어야 한다.
5. 각 식품을 왼손에 들고 오른손으로 올림 테스트 할 때 여러 식품을 계속 테스트 하지 말고 5분 정도 쉬었다가 테스트 한다.

③ 오일 테스트를 활용한 사상체질 진단

식품을 이용하여 검증하는 방법으로 우선 복숭아, 무, 오이, 귤을 준비한다.

〈사용식품〉

종류\체질	소음인	소양인	태음인	태양인
무	O	O	O	X
오이	X	O	O	O
복숭아	O	O	O	O
귤	O	X	O	O

〈표 1〉

〈표 1〉을 보면 소음인에 맞지 않는 것이 오이, 태음인에 맞는 식품이 무, 오이, 복숭아, 귤이고, 태양인에 맞지 않는 식품이 무이다. 소양인에 맞지 않는 식품이 귤이다.

가정에서 일반적으로 먹고 있는 오이, 무, 복숭아, 귤을 선정해서 이 네가지 식품 중 한가지 씩을 왼손에 쥐고 오링 테스트 하여 보면 4가지 체질을 진단할 수 있다. 즉 오이를 왼손에 쥐었을 때 오른손의 오링이 쉽게 벌어지면 소음인으로 진단되고, 복숭아를 쥐었을 때 오링이 벌어지지 않으면 태음인이고, 귤을 쥐었을 때 오링이 쉽게 벌어지면 소양인, 무를 쥐었을 때 오링이 쉽게 벌어지면 태양인으로 진단되는 것이다.

※ 8상 체질 검사법은 생략한다. 이 책의 저술 목적은 다른데 있기 때문이다.

8상 체질 검사법은 맥진법으로 하는데 8상 체질은 소음인 Ⅰ, Ⅱ형, 소양인 Ⅰ, Ⅱ형, 태음인 Ⅰ, Ⅱ형, 태양인 Ⅰ, Ⅱ형으로 나누는데 저자는 8상 체질을 종합하여 소음인, 소양인, 태음인, 태양인 4상 체질로 설명하고자 한다.

④ 차트로 사상 체질 진단

오링 테스트로 사상 체질 진단을 하는데 손가락 힘이 강한 사람은 식품을 가지고 사상 체질 진단은 구별하기가 보통 어려운 것이 아니었다.

오링 테스트에 의한 손가락 힘이 너무 세어 2지, 3지, 4지, 5지로 한다는 것이 쉬운 일이 아니다. 그러나 차트로 진단하면 어려움이 없었다.

- <표1>과 같이 각 식품인 무, 오이, 복숭아, 귤을 각각 왼손에 들고 오른손으로 추를 차트에 의해 움직임을 보았을 때 무, 복숭아, 귤은 차트에 있는 숫자 60에서 계속 움직이고 오이는 차트에 있는 숫자 30에서 계속 움직이면 체질이 소음인이고,
- 각 식품인 무, 오이, 복숭아, 귤을 각각 왼손에 들고 오른손으로 추를 차트에 의해 움직임을 보았을 때 무, 오이, 복숭아는 숫자 60에서 계속 움직이고 귤은 숫자가 30에서 계속 움직이면 체질이 소양인이다.
- 각 식품인 무, 오이, 복숭아, 귤을 각각 왼손에 들고 오른손으로 추를 차트에 의해 움직임을 보았을 때 무, 오이, 복숭아, 귤이 모두 숫자 60에서 계속 움직이면 체질이 태음인이다.
- 각 식품인 무, 오이, 복숭아, 귤을 각각 왼손에 들고 오른손으로 추를 차트에 의해 움직임을 보았을 때 오이, 복숭아, 귤은 숫자 60에서 계속 움직이고 무는 숫자가 30에서 움직이면 체질이 태양인이다.

그리고 더 발전하면 차트로 각 체질에 따라 몸에 맞는 식품, 안 맞는 식품을 구별할 수 있다.

차트 사용법은 뒤에 나오는 "4. 차트로 식품의 힘 크기 측정법"의 내용을 보면 자세히 알 수 있다.

2. 체질에 따른 몸에 맞는 식품과 몸에 안 맞는 식품

각 체질에 따라서 몸에 맞는 식품 즉 먹어서 좋은 식품과 먹으면 몸에 안 맞는 식품이 있다. 다시 말해 체질에 맞는 식품은 몸에 좋지만 체질에 맞지 않는 식품을 계속 먹으면 건강이 나빠지고 급기야는 병이 된다는 것이다.

모든 병의 근본 원인은 몸에 안 맞는 식품을 모르고 먹는데 있다고 한다. 많은 환자들이 체질상 몸에 안 맞는 음식을 많이 먹은 환자들에게는 확실히 나쁜 증세가 나타나는 것을 볼 수 있었다고 한다.

식품 일람표를 주고 몸에 안 맞는 식품은 일체 먹지 말고 몸에 맞는 식품만 계속 먹으라고 권고하고 있다. 그것이 치료방법이기 때문이다. 이것을 잘 지키면 1개월 내지 2개월 사이에 병이 완치되든가 눈에 띄게 호전된 양상을 보이고 또 어떤 난치병, 고질병이라도 6개월 내지 1년 정도 경과되면 완치된다고 한다.

암도 마찬가지이다.

음식이 우리 몸에서 어떻게 작용을 하는지 우리는 아직도 정확하게 규명하지 못하고 있다. 앞으로 체질에 따른 식품 연구에 매진하면 보다 건강하고 행복하게 살 수 있으리라 생각된다.

그리고 건강할 때 미리 체질 진단을 받고 체질상 유익한 식사를 하는 것이 매우 중요하다고 본다.

체질상 유익한 식사를 하면 현재 고질병이 있어도 수개월 내 자연치유될 수 있고 건강한 사람들은 건강이 점점 더 좋아져서 무병 장수할 수 있게 된다. 그것이 무엇보다 바람직한 일이다.

3. 체질별 식품 분류표

이미 상식적으로 알고 있는 체질별로 몸에 맞는 식품과 몸에 안맞는 식품을 분류한 것을 다시 한번 참고하길 바라며 적어본다.

체질 \ 식품	몸에 맞는 식품
소음인(小陰人)	**곡 류**
	찹쌀, 쌀(백미), 현미, 기장, 붉은 팥, 참깨, 메조, 옥수수, 콩, 메주콩(흰콩), 색이 있는 콩, 완두콩, 강낭콩, 차조
	채 소 류
	연근, 열무, 무, 고구마, 감자, 가지, 푸른 상추, 시금치, 양배추, 우엉, 쑥갓, 쑥, 근대, 콩나물, 냉이, 달래, 씀바귀, 취나물, 돌나물, 토란, 질경이, 비름, 생강, 부추, 마늘, 호박, 익모초, 양파, 파, 아욱, 도토리묵, 고사리, 두릅, 피망, 파슬리, 치커리, 죽순, 머위, 브로컬리, 어성초
	과 일 류
	사과, 토마토, 딸기, 복숭아, 석류, 앵두, 자두, 대추, 무화과, 유자, 살구, 레몬, 자몽, 오렌지, 귤, 망고
	버 섯 류
	팽이, 느타리, 표고, 송이
	견 과 류
	아몬드, 은행, 호두
	해 산 물
	파래, 다시마, 김, 미역, 삼치, 굴비, 조기, 도미, 가자미, 멸치, 미꾸라지, 붕어, 장어, 잉어, 대구, 광어, 우럭, 자라, 생태, 재첩, 가물치, 전어, 민어, 아구, 복어, 이면수, 옥돔, 병어, 생태
	육 류
	닭고기, 양고기, 소고기, 개고기, 염소고기, 오리고기, 칠면조, 노루고기
	기 타
	클로렐라, 구연산, 로열젤리, 녹용, 꿀, 녹차, 인삼, 쑥차, 솔잎차, 유자차, 야콘, 치즈, 두부, 계피, 겨자, 후추, 카레, 참기름, 천일염, 황설탕, 비타민B군, 알칼리성 물

체질 \ 식품	몸에 안 맞는 식품
소음인 (小陰人)	곡 류
	수수, 팥, 보리, 검정콩, 율무, 메밀, 검은깨, 들깨, 녹두, 동부, 호밀
	채 소 류
	당근, 배추, 오이, 유색 상추, 도라지, 더덕, 참마, 깻잎, 미나리, 숙주, 비트, 컴프리, 신선초, 케일, 셀러리
	과 일 류
	배, 감, 곶감, 포도, 참외, 머루, 매실, 모과, 키위, 바나나, 파인애플
	버 섯 류
	영지, 운지
	견 과 류
	잣, 밤, 땅콩
	해 산 물
	문어, 낙지, 오징어, 전복, 바지락, 게, 소라, 조개, 굴, 새우, 고등어, 청어, 꽁치, 정어리, 해삼, 멍게, 갈치, 참치, 대부분의 어패류와 등푸른 생선이 해로움
	육 류
	돼지고기
	기 타
	커피, 홍차, 초콜릿, 요구르트, 달걀, 우유, 흰 밀가루, 흰 설탕, 흰 소금, 들기름, 오가피, 오미자, 구기자, 결명자, 맥주, 탄 음식, 담배, 산성물, 소주, 막걸리, 위스키, 인공 조미료, 알콜

체질 \ 식품	몸에 맞는 식품
소양인 (小陽人)	**곡류** 보리, 쌀(백미), 완두콩, 강낭콩, 검정콩, 기타 색이 있는 콩, 기장, 동부, 호밀, 검은깨, 들깨, 녹두, 메조, 메밀, 검은팥 **채소류** 배추, 양배추, 무, 열무, 푸른 상추, 가지, 시금치, 연근, 우엉, 오이, 토란, 쑥갓, 쑥, 취나물, 근대, 숙주나물, 냉이, 숙순, 호박, 돌나물, 깻잎, 마늘, 비름, 익모초, 마늘, 셀러리, 미나리, 치커리, 브로콜리, 머위, 고사리, 두릅, 아욱, 어성초, 신선초, 컴프리, 케일 **과일류** 토마토, 딸기, 복숭아, 수박, 포도, 참외, 키위, 멜론, 곶감, 은행, 호두, 잣, 앵두, 자두, 무화과, 살구, 바나나, 파인애플, 배, 매실, 유자, 감 **버섯류** 표고, 느타리, 송이, 영지, 운지, 팽이 **견과류** 은행, 호두, 잣 **해산물** 문어, 낙지, 오징어, 전복, 바지락, 재첩, 게, 조개, 굴, 새우, 삼치, 갈치, 자라, 붕어, 가자미, 정어리, 꽁치, 청어, 고등어, 참치, 잉어, 장어, 멸치, 우럭, 광어, 아구, 병어, 아지, 민어, 이면수, 대구, 생태 **육류** 돼지고기, 소고기, 오리고기, 칠면조 **기타** 클로렐라, 구연산, 로열젤리, 녹차, 오미자, 구기자, 결명자, 야콘, 치즈, 들기름, 천일염, 황설탕, 솔잎차, 쑥차, 복요리, 비타민E, 알칼리성 물

체질 \ 식품	몸에 안 맞는 식품
소양인 (小陽人)	**곡 류**
	찹쌀, 차조, 율무, 현미, 수수, 붉은팥, 메주콩(흰콩), 참깨, 옥수수
	채 소 류
	감자, 고구마, 당근, 도라지, 유색 상추, 더덕, 참마, 콩나물, 비트, 파슬리, 고구마순, 부추, 생강, 양파, 파, 달래, 씀바귀
	과 일 류
	대추, 석류, 머루, 모과, 자몽, 레몬, 귤, 오렌지, 망고, 사과
	버 섯 류
	해로운 식품이 없어 계속 조사중
	견 과 류
	아몬드, 땅콩, 밤
	해 산 물
	미꾸라지, 전어, 도미, 해삼, 멍게, 굴비, 조기, 파래, 미역, 김, 다시마, 미꾸라지
	육 류
	염소고기, 개고기, 닭고기, 양고기, 노루고기
	기 타
	커피, 홍차, 요구르트, 꿀, 인삼, 녹용, 오가피, 계피, 참기름, 카레, 후추, 겨자, 달걀, 우유, 흰 밀가루, 흰 설탕, 흰 소금, 초콜릿, 후추, 비타민B군, 담배, 인공조미료, 소화효소제, 탄 음식, 산성물, 각종 술, 알콜

체질 \ 식품	몸에 맞는 식품
태음인(太陰人)	곡 류
	찹쌀, 쌀(백미), 현미, 수수, 메조, 차조, 강낭콩, 색이 있는 콩, 메주콩(흰 콩), 붉은 팥, 참깨, 옥수수
	채 소 류
	오이, 양배추, 시금치, 푸른 상추, 당근, 감자, 고구마, 가지, 도라지, 더덕, 무, 열무, 우엉, 토란, 연근, 근대, 쑥, 쑥갓, 호박, 콩나물, 참마, 어성초, 취나물, 냉이, 비름, 씀바귀, 달래, 익모초, 파, 마늘, 부추, 생강, 양파, 도토리묵, 아욱, 고추, 질경이, 두릅, 고사리, 죽순, 치커리, 브로컬리, 파슬리, 피망
	과 일 류
	사과, 수박, 토마토, 딸기, 복숭아, 자두, 앵두, 귤, 오렌지, 자몽, 레몬, 유자, 살구, 무화과
	버 섯 류
	표고, 느타리, 팽이, 송이
	견 과 류
	아몬드, 잣, 밤, 은행, 땅콩, 호두
	해 산 물
	김, 미역, 다시마, 파래, 가자미, 도미, 조기, 굴비, 멸치, 삼치, 잉어, 연어, 미꾸라지, 장어, 해삼, 멍게, 민어, 붕어, 북어, 생태, 대구, 병어, 복어, 우럭, 광어, 아구, 자라, 옥돔, 이면수, 가물치, 아지, 전어
	육 류
	칠면조, 염소고기, 개고기, 오리고기, 양고기, 닭고기, 쇠고기
	기 타
	클로렐라, 구연산, 로열젤리, 녹용, 인삼, 꿀, 쑥차, 녹차, 솔잎차, 천일염, 황설탕, 카레, 참기름, 계피, 후추, 유자차, 야콘, 치즈, 두부, 비타민A, B, D, 스쿠알렌, 알칼리성 음료수, 비지, 알칼리성 물

체질 \ 식품	몸에 안 맞는 식품
태음인 (太陰人)	**곡 류**
	동부, 호밀, 보리, 들깨, 검은깨, 녹두, 메밀, 검은팥, 검정콩
	채 소 류
	유색 상추, 배추, 숙주, 깻잎, 미나리, 셀러리, 케일, 신선초, 컴프리, 비트, 푸른 채소
	과 일 류
	배, 감, 곶감, 참외, 포도, 모과, 대추, 매실, 머루, 멜론, 키위, 바나나, 파인애플, 망고, 다래
	버 섯 류
	영지, 운지
	견 과 류
	해당 식품 없어 확인 중 이라 함
	해 산 물
	조개, 굴, 새우, 소라, 게, 바지락, 전복, 오징어, 낙지, 갈치, 참치, 정어리, 꽁치, 청어, 고등어, 문어, 멍게, 홍합, 대부분 어패류와 등푸른 생선, 젓갈류, 꼴뚜기, 쭈꾸미
	육 류
	돼지고기
	기 타
	구기자, 오미자, 오가피, 결명자, 들기름, 홍차, 커피, 초콜릿, 요구르트, 달걀, 우유, 흰 설탕, 흰 밀가루, 흰 소금, 인공 조미료, 담배, 코코아, 포도주, 감식초, 탄 음식, 산성물, 각종 술, 알콜

식품 체질	몸에 맞는 식품
태양인 (太陽人)	곡 류
	보리, 쌀(백미), 검은팥, 검정콩, 완두콩, 색이 있는 콩, 옥수수, 메밀, 녹두, 들깨, 검은깨, 호밀, 감자, 동부, 기장, 메조
	채 소 류
	배추, 양배추, 시금치, 감자, 고구마, 푸른 상추, 숙주나물, 가지, 연근, 우엉, 토란, 쑥, 쑥갓, 오이, 취나물, 냉이, 달래, 양파, 파, 마늘, 씀바귀, 깻잎, 돌나물, 비름, 호박, 아욱, 고사리, 죽순, 두릅, 익모초, 파슬리, 치커리, 어성초, 브로컬리, 근대, 컴프리, 케일
	과 일 류
	딸기, 토마토, 귤, 오렌지, 파인애플, 모과, 자몽, 레몬, 복숭아, 포도, 바나나, 감, 곶감, 배, 살구, 유자, 키위, 앵두, 자두, 무화과, 머루, 피망, 달래, 다래
	버 섯 류
	표고, 송이, 팽이, 느타리
	견 과 류
	아몬드, 잣
	해 산 물
	김, 다시마, 미역, 새우, 굴, 조개, 게, 파래, 바지락, 전복, 오징어, 낙지, 문어, 고등어, 청어, 꽁치, 정어리, 멸치, 가자미, 도미, 조기, 참치, 바다장어, 복어, 우럭, 광어, 아구, 자라, 붕어, 잉어, 병어, 아지, 민어, 대구, 생태, 젓갈, 소라, 홍합, 꼴뚜기, 쭈꾸미, 연어
	육 류
	칠면조, 오리고기
	기 타
	구연산, 클로렐라, 녹차, 쑥차, 솔잎차, 로열젤리, 황설탕, 치즈, 들기름, 천일염, 야콘, 소나무 뿌리, 모과차, 유자차, 감식초, 메밀묵, 알칼리성 물, 비타민 A, B, C, D, E

체질 \ 식품	몸에 안 맞는 식품
태양인 (太陽人)	곡 류
	찹쌀, 현미, 율무, 수수, 차조, 메주콩(흰 콩), 붉은팥, 참깨, 밀
	채 소 류
	당근, 더덕, 도라지, 무, 열무, 생강, 콩나물, 유색 상추, 미나리, 고추, 신선초, 비트, 셀러리, 어성초, 참마, 대부분 뿌리 야채
	과 일 류
	수박, 대추, 참외, 매실, 멜론, 사과
	버 섯 류
	영지, 운지
	견 과 류
	밤, 호두, 은행, 땅콩
	해 산 물
	잉어, 멍게, 해삼, 민물장어
	육 류
	돼지고기, 닭고기, 염소고기, 쇠고기, 개고기, 양고기
	기 타
	녹용, 인삼, 결명자, 구기자, 오미자, 계피, 참기름, 카레, 후추, 겨자, 흰 소금, 흰 설탕, 흰 밀가루, 우유, 달걀, 요구르트, 칡, 칡차, 율무차, 버터, 홍차, 커피, 모든 약(한약, 양약), 인공 조미료, 담배, 두부, 비지, 된장, 탄 음식, 낙화생기름, 곰탕, 산성물, 각종 술, 초콜릿, 알콜

제2장 사상체질에서 몸에 안맞는 식품을 몸에 맞는 식품으로 만들어 보기

4. Chart(차트)로 식품의 힘(에너지) 크기 측정법

  오링 테스트는 손가락의 힘세기로 식품이 체질에 따라 맞는 식품은 손가락 펴기가 힘이 들고 맞지 않는 식품은 손가락 펴기가 힘이 안드는 것으로 구분한다. 그러나 손힘이 강한 사람은 체질에 맞는 식품이나 안 맞는 식품을 구별하기 힘이 들어 정확하게 알기가 쉽지 않았다.
  그래서 맞는 식품과 안 맞는 식품을 숫자로 보고 알 수 없을까 생각 끝에 차트에 진자의 움직임으로 숫자를 보고 알 수 있게 하여 보자는 의미에서 실험하게 되었음을 알려주고자 한다.
  실험 방법은 다음과 같다.

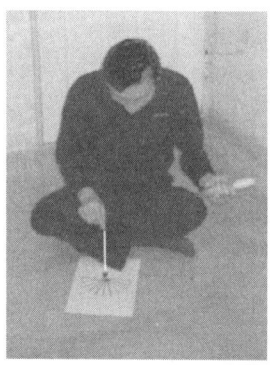
오이의 힘 크기 측정하는 모습

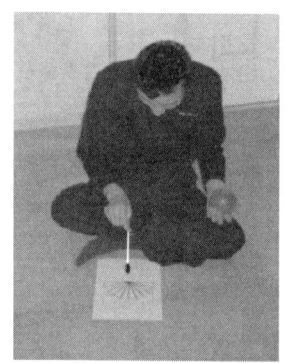
사과의 힘 크기 측정하는 모습

  수맥파 및 각종 파가 없는 방에서 위의 사진과 같이 왼손에 힘의 크기를 측정하고자 하는 오이를 가볍게 쥐고 차트 (차트의 모양은 앞장에 있는 사진 참조) 가운데 50 숫자에 있는 선에 오른손의 엄지와 검지로 추의 끝을 쥐고 차트와 추의 높이는 3cm로 하여 추를 上下로 움직이게 하고 눈은 추의 끝에 움직임을 아무 생각없이 주시하고 있으면 추가 잠시 上下로 움직이다가 왼쪽 방향에 있는 30 숫자 있는 선으로 서서히 가서 계속 움직이면 왼손에 갖고 있던 오이의 힘의 크기가 30인 것이다.

이 때 앉아서 확인하는 자세는 앞장에 있는 "진자(추)로 물체가 ⊖에너지와 ⊕에너지가 존재하는지 확인법"과 같다.

다음은 위의 측정법과 같이 사과를 왼손에 들고 오른손으로 차트에 있는 60 숫자에 진자가 가서 계속 上下로 움직이면 사과의 힘 크기는 60인 것이다.

그리고 몸에 맞는 식품과 몸에 안 맞는 식품은 오링 테스트로 구별하지만 차트로 체질에 따라 몸에 맞으면 60, 몸에 안 맞으면 30으로 구별하면 된다.

5. 식품이 몸에 맞나 안 맞나 확인법

앞 페이지에 있는 탐사봉으로 "⊖에너지와 ⊕에너지가 존재하는지 확인법"과 같이 확인 자세는 같고 다른 점은 질문법이라는 것이다.

식품이 몸에 맞나 안 맞나 알기 위해 수맥파 및 각종 파가 없는 방바닥에 식품을 놓고 즉 오이를 놓고 소음인인 경우 오이가 소음인에 맞나 안 맞나를 알기 위해 오이 위에 탐사봉을 쥐고 오이 있는 쪽으로 전진하여 가면서 "오이가 내 몸에 맞습니까" 마음 속으로 질문하면서 탐사봉 중심을 보면서 앞으로 전진하여 가면 오이 위에서 탐사봉이 평행(=)이 되면 오이가 몸에 안 맞는다는 답인 것이다.

같은 방법으로 3번 정도 하여 똑같이 탐사봉이 평행(=)되면 정확성이 있다고 보면 된다. 이렇게 체질별로 실험하면 되는 것이다. 같은 방법으로 방바닥에 감자를 놓고 감자 위에 가면서 "내 몸에 맞습니까" 질문하면서 탐사봉을 가져가면 탐사봉이 교차(×)하면 감자가 몸에 맞는다는 답이 되는 것이다.

다음은 오이가 몸에 안 맞는 식품인 경우 정6각 제품을 목에 걸고 (단 가슴에 이 제품이 닿아야 한다. 떨어지면 제 역할 미약하다.) 탐사봉을 오이 위에 가져가면서 "오이가 내 몸에 맞습니까" 질문하면 탐사봉이 교차(×)하면 내 몸에 오이가 맞는다는 답인 것이다.

위의 실험 내용을 다음 사진으로 보면 이해하는데 도움이 될 것이라고 본다.

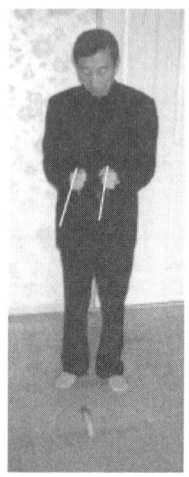
오이가 내 몸에 안 맞아 탐사봉이 평행(=)이 되는 모습

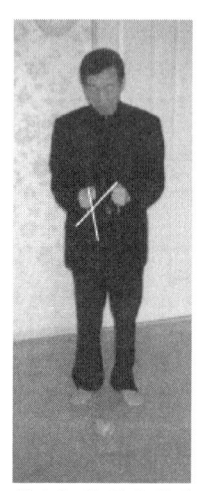
사과가 내 몸에 맞아 탐사봉이 교차(×)되는 모습

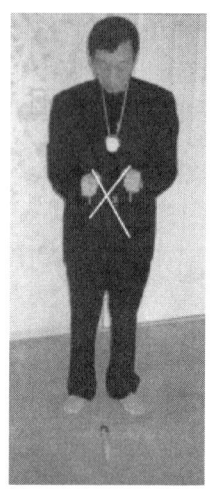
몸에 안 맞는 오이가 정6각 제품을 목에 걸면 몸에 맞는 식품이 되어 탐사봉이 교차(×)하는 모습

6. 식품이 체질에 따라 몸에 맞나 안 맞나 확인법으로 여러 종류의 식품과 다른 물체 관계 알아보기

2가지 식품이 함께 있을 때 몸에 맞는지 안 맞는지 확인하고자 하는 것이며 2가지 식품의 힘 크기가 30과 60이 함께 있을 때 힘의 크기가 어떻게 될까도 알아보고자 한다.

① 두가지 식품 및 물체가 함께 있을 경우
  • 소금과 감자

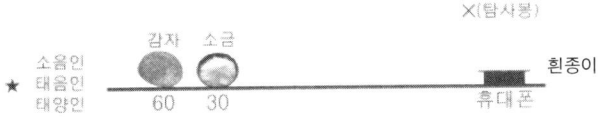

- 위의 그림에 있는 감자, 소금 아래 숫자는 사상체질에 따른 식품의 힘 크기이다.
  뒤에 나오는 많은 식품들의 아래 숫자도 마찬가지로 식품의 힘 크기 값이다.
- 수맥파 및 각종 에너지파가 없는 방바닥에 위 그림과 같이 놓고 휴대폰 위에 두꺼운 흰 종이를 덮은 다음 탐사봉 가져가면 탐사봉이 교차(×)된다. (사진6)
  왜 탐사봉이 교차(×)되는고 하니 힘의 크기가 30인 소금은 사상체질에 안 맞는 식품이기 때문이다.
  즉 다시 말하면 감자는 소음인, 태음인, 태양인에 맞는 식품이므로 힘의 크기가 60이지지만 맞지 않는 식품인 소금 때문이다.
- 다음은 휴대폰을 치우고 탐사봉을 감자와 소금 위에 가져가면서 "내 몸에 맞습니까"하고 질문하면 평행(=)이 된다. 즉 내 몸에 맞지 않는다는 답인 것이다. 이것은 소금 때문이다. (사진7)
- 다음은 정6각 제품을 목에 걸고 탐사봉을 감자와 소금 위에 가져가면서 마음 속으로 "내 몸에 맞습니까" 질문하면 탐사봉이 교차(×)한다. 즉 내 몸에 맞는다는 답인 것이다. (사진8)
- 감자와 소금을 왼손에 들고 오른손은 차트로 힘의 크기 측정하면 30이 된다. (사진9)
- 단 모든 실험 방향은 서쪽을 향하여 실시한다.

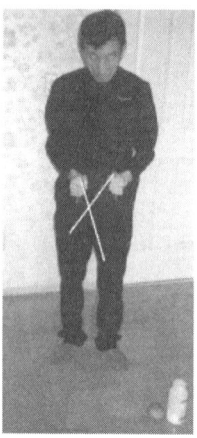
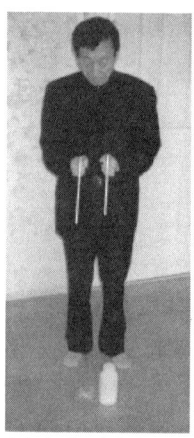

〈사진 6〉 위의 실험에서 소금과 감자를 놓고 우측에 좀 두꺼운 종이로 덮은 휴대폰 위에서 탐사봉이 교차(×)되는 모습

〈사진 7〉 감자와 소금이 있는 식품 위에서 내 몸에 맞지 않는다고 탐사봉이 평행(=)이 되는 모습

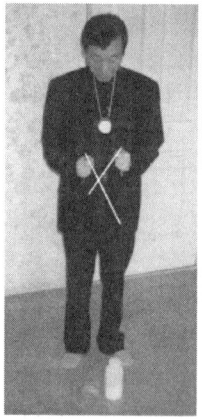
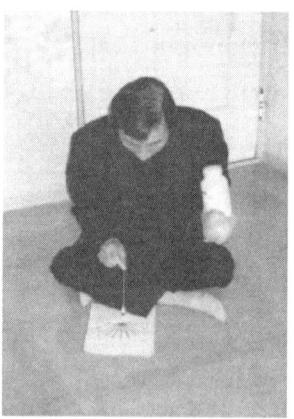

〈사진 8〉 정6각 제품을 목에 걸었을 때 감자와 소금이 몸에 맞는다고 탐사봉이 교차(×)하는 모습

〈사진 9〉 감자와 소금이 함께 있을 때 힘의 크기 측정하는 모습

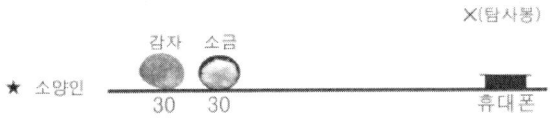

체질이 소양인이 실험을 해도 마찬가지로 나타난다.
- 휴대폰 위에 탐사봉 가져가면 탐사봉이 교차(×)된다.
  이유는 소양인은 감자와 소금이 몸에 맞지 않는 식품이기 때문이다.
- 다음은 휴대폰 치우고 탐사봉을 감자와 소금 위에 가져가면서 "내 몸에 맞습니까" 질문하면 평행(=)이 된다. 즉 내 몸에 맞지 않는다는 답인 것이다.
- 정6각 제품을 목에 걸고 탐사봉을 감자와 소금 위에 가져가면서 마음 속으로 "내 몸에 맞습니까" 질문하면 탐사봉이 교차(×)한다. 즉 내 몸에 맞는다고 한다.
- 감자와 소금을 왼손에 들고 오른손으로 차트로 힘의 크기 측정하면 30이 된다.

· 물과 소금

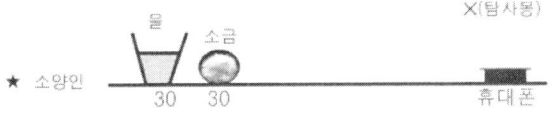

- 수맥파, 각종 에너지파가 없는 방바닥에 위와 같이 놓고 휴대폰 위에 흰 종이나 두꺼운 종이로 덮고 그 위에 탐사봉 가져가면 탐사봉이 교차(×)된다.
  이유는 물과 소금이 체질이 소양인에게는 맞지 않는 식품이기 때문이다.

- 휴대폰을 치우고 탐사봉을 물과 소금 위에 가져가면서 "나의 몸에 맞습니까" 질문하면 평행(=)이 된다. 즉 내 몸에 맞지 않는다는 답인 것이다.
- 정6각 제품을 목에 걸고 탐사봉을 물과 소금이 있는 위에 가져가면서 마음 속으로 "내 몸에 맞습니까" 질문하면 탐사봉이 교차된다. 즉 내 몸에 맞는다는 답인 것이다.
- 물이 든 종이컵과 소금을 왼손에 들고 오른손으로 차트로 힘의 크기 측정하면 30이 된다.
- 물과 소금은 소음인, 소양인, 태음인, 태양인에 맞지 않는 식품이므로 힘의 크기는 30이 되고 四象체질에 같은 실험 결과가 나온다.

· 오이와 우유

■ 소음인인 경우 : 우유 오이 ×(탐사봉)
　　　　　　　　　 30　30　　　휴대폰

- 휴대폰 위에 탐사봉 가져가면 탐사봉이 교차(×)된다.
  이것은 소음인인 경우 오이와 우유의 힘의 크기가 30이기 때문에 탐사봉이 교차(×)된다.
- 다음은 휴대폰을 치우고 탐사봉을 오이와 우유 위에 가져가면서 "내 몸에 맞습니까" 질문하면 탐사봉이 평행(=)이 된다. 즉 내 몸에 맞지 않는다는 답인 것이다. 이유는 소음인은 오이가 몸에 안 맞는 식품이고 우유는 四체질에 안 맞는 식품이기 때문이다.
- 다음은 정6각 제품을 목에 걸고 오이와 우유 위에 가져가면서 마음속으로 "내 몸에 맞습니까" 질문하면 탐사봉이 교차(×)된다. 즉 몸에 맞는다는 답인 것이다.
- 우유가 든 종이컵과 오이를 왼손에 들고 오른손으로 차트로 힘

의 크기 측정하면 30이 된다.
- 우유는 4체질에 안 맞으므로 힘의 크기 30이고 오이는 소음인에 안 맞는 식품이므로 힘의 크기 30이 나온 것이다.

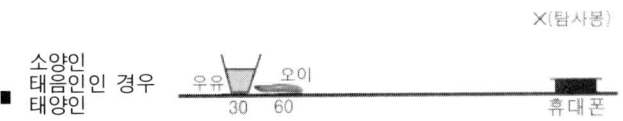

- 휴대폰 위에 탐사봉 가져가면 탐사봉이 교차(×)된다.
  이것은 소양인, 태음인, 태양인에 우유가 몸에 안 맞기 때문이다.
- 다음은 휴대폰을 치우고 탐사봉을 오이와 우유에 가져가면서 "내 몸에 맞습니까" 질문하면 탐사봉이 평행(=)이 된다. 즉 내 몸에 맞지 않는다는 답인 것이다.
  이유는 소양인, 태음인, 태양인은 오이가 몸에 맞지만 우유는 몸에 안 맞기 때문이다.
- 다음은 정6각 제품을 목에 걸고 오이와 우유 위에 가져가면서 마음 속으로 "내 몸에 맞습니까" 질문하면 탐사봉이 교차(×)된다. 즉 몸에 맞는다는 답인 것이다.
- 우유가 든 종이컵과 오이를 왼손에 들고 오른손은 차트로 힘의 크기 측정하면 30이 된다.
- 오이가 소양인, 태음인, 태양인에 맞는 식품이므로 힘의 크기가 60이지만 우유는 맞지 않는 식품이므로 힘의 크기는 30이 되는 것이다.

• 오이와 귤

```
                                    ×(탐사봉)
                    오이  귤
■ 소음인 경우 : ━━━━━●●━━━━━━━━━▬━━━
                    30  60              휴대폰
```

- 휴대폰 위에 탐사봉 가져가면 탐사봉이 교차(×)된다.
이것은 오이와 귤이 함께 있어도 오이 때문에 탐사봉이 교차(×)되는 것이다.
- 다음은 휴대폰을 치우고 탐사봉을 오이와 귤에 가져가면서 "내 몸에 맞습니까" 질문하면 탐사봉이 평행(=)이 된다. 즉 내 몸에 맞지 않는다는 답인 것이다.
이것은 소음인에 귤은 몸에 맞는 식품이지만 안 맞는 오이기 때문이다.
- 다음은 정6각 제품을 목에 걸고 오이와 귤 위에 가져가면서 마음 속으로 "내 몸에 맞습니까" 질문하면 탐사봉이 교차(×)된다. 즉 몸에 맞는다는 답인 것이다.
- 오이와 귤을 왼손에 들고 오른손은 차트로 힘의 크기 측정하면 30이 된다. 이것은 몸에 안 맞는 오이 때문에 30이 된다.

```
                                    ×(탐사봉)
                    오이  귤
■ 소양인 경우 : ━━━━━●●━━━━━━━━━▬━━━
                    60  30              휴대폰
```

- 휴대폰 위에 탐사봉 가져가면 탐사봉이 교차(×)된다.
이것은 오이와 귤이 함께 있어도 귤 때문에 탐사봉이 교차(×)되는 것이다.
- 다음은 휴대폰을 치우고 탐사봉을 오이와 귤 위에 가져가면서

마음 속으로 "내 몸에 맞습니까" 질문하면 탐사봉이 평행(=)이 된다. 즉 내 몸에 맞지 않는다는 답인 것이다.

이것은 소양인에 오이는 몸에 맞는 식품이지만 안 맞는 귤이기 때문이다.

- 다음은 정6각 제품을 목에 걸고 오이와 귤 위에 가져가면서 마음 속으로 "내 몸에 맞습니까" 질문하면 탐사봉이 교차(×)된다. 즉 몸에 맞는다는 답인 것이다.
- 오이와 귤을 왼손에 들고 오른손은 차트로 힘의 크기 측정하면 30이 된다.

이것은 소양인에 맞는 식품 오이가 힘 크기가 60이지만 몸에 안 맞는 식품 귤 때문에 30이 되는 것이다.

∥(탐사봉)

■ 태음인인 경우
태양인

오이 귤
60 60
휴대폰

- 휴대폰 위에 탐사봉 가져가면 탐사봉이 평행(=)이 된다.

이것은 태양인, 태음인이 오이와 귤이 몸에 맞는 식품이므로 탐사봉이 평행이 되는 것이다.

- 다음은 핸드폰을 치우고 탐사봉을 오이와 귤 위에 가져가면서 마음속으로 "내 몸에 맞습니까" 질문하면 탐사봉이 교차(×)한다. 즉 내 몸에 맞는다는 답이다.

이것은 오이와 귤이 태양인, 태음인에 맞는 식품이기 때문이다.

- 다음은 정6각 제품을 목에 걸고 오이와 귤 위에 가져가면서 "내 몸에 맞습니까" 질문하면 탐사봉이 교차(×)한다. 역시 몸에 맞는다는 답이다.
- 오이와 귤을 왼손에 들고 오른손은 차트로 힘의 크기 측정하면

60이 된다.

이것은 태양인, 태음인에 오이와 귤이 몸에 맞기 때문에 오이와 귤의 힘의 크기가 60이 된 것이다.

· 사과와 귤

■ 소음인인 경우
　태음인인 경우

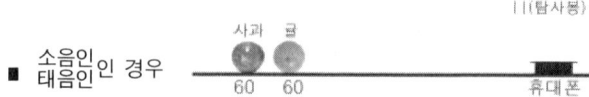

- 휴대폰 위에 탐사봉 가져가면 탐사봉이 평행(=)이 된다.
  이것은 소음인, 태음인이 사과와 귤이 몸에 맞는 식품이므로 탐사봉이 평행이 되는 것이다.
- 다음은 휴대폰을 치우고 탐사봉을 사과와 귤 위에 가져가면서 마음속으로 "내 몸에 맞습니까" 질문하면 탐사봉이 교차(×)한다. 즉 내 몸에 맞는다는 답이다.
  이것은 사과와 귤이 소음인, 태음인에 맞는 식품이기 때문이다.
- 다음은 정6각 제품을 목에 걸고 사과와 귤 위에 가져가면서 "내 몸에 맞습니까" 질문하면 탐사봉이 교차(×)한다. 역시 몸에 맞는다는 답이다.
- 사과와 귤을 왼손에 들고 오른손은 차트로 힘의 크기 측정하면 60이 된다. 이것은 소음인, 태음인에 사과와 귤이 몸에 맞기 때문에 사과와 귤의 힘의 크기가 60이 된 것이다.

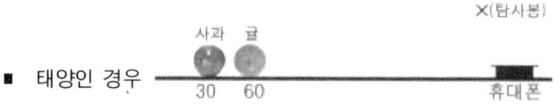

■ 태양인 경우

- 휴대폰 위에 탐사봉 가져가면 탐사봉이 교차(×)한다.

이것은 사과와 귤이 함께 있어도 사과 때문에 탐사봉이 교차(×)하는 것이다.
- 다음은 휴대폰을 치우고 탐사봉을 사과와 귤 위에 가져가면서 마음속으로 "내 몸에 맞습니까" 질문하면 탐사봉이 평행(=)이 된다. 즉 내 몸에 맞지 않는다는 답인 것이다.
  이것은 태양인에 귤은 몸에 맞는 식품이지만 사과는 몸에 안 맞기 때문이다.
- 다음은 정6각 제품을 목에 걸고 사과와 귤 위에 가져가면서 마음속으로 "내 몸에 맞습니까" 질문하면 탐사봉이 교차(×)한다. 즉 몸에 맞는다는 답인 것이다.
  즉 정6각 제품에 의해서 사과가 몸에 맞는 식품이 되었기 때문이다.
- 사과와 귤을 왼손에 들고 오른손은 차트로 힘의 크기를 측정하면 30이 된다. 이것은 몸에 안 맞는 사과이기 때문에 30이다.

■ 소양인 경우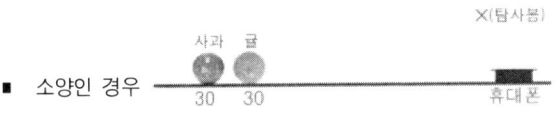

- 휴대폰 위에 탐사봉 가져가면 탐사봉이 교차(×)한다.
  이것은 사과와 귤이 함께 있어도 몸에 맞지 않기 때문에 탐사봉이 교차(×)하는 것이다.
- 다음은 휴대폰을 치우고 탐사봉을 사과와 귤 위에 가져가면서 마음속으로 "내 몸에 맞습니까" 질문하면 탐사봉이 평행(=)이 된다. 즉 내 몸에 맞지 않는다는 답인 것이다. 이유는 소양인은 사과와 귤이 몸에 안 맞는 식품이기 때문이다.
- 다음은 정6각 제품을 목에 걸고 사과와 귤 위에 가져가면서 마

음속으로 "내 몸에 맞습니까" 질문하면 탐사봉이 교차(×)한다. 즉 몸에 맞는다는 답인 것이다.

즉 정6각 제품에 의해서 사과와 귤이 몸에 맞는 식품이 되었기 때문이다.
- 사과와 귤을 왼손에 들고 오른손은 차트로 힘의 크기를 측정하면 30이 된다. 이것은 몸에 안 맞는 사과와 귤이기 때문이다.

· 오이와 시계

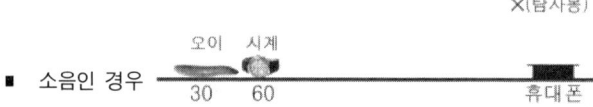

- 휴대폰 위에 탐사봉 가져가면 탐사봉이 교차(×)한다.
  이것은 오이와 시계가 몸에 맞지 않기 때문에 탐사봉이 교차되는 것이다.
- 다음은 휴대폰을 치우고 탐사봉을 오이와 시계 위에 가져가면서 마음속으로 "내 몸에 맞습니까" 질문하면 탐사봉이 평행(=)이 된다. 즉 내 몸에 맞지 않는다는 답인 것이다. 이유는 소음인은 오이와 시계가 몸에 안 맞기 때문이다.
  시계의 힘의 크기가 60이라도 식품이 아니므로 맞지 않는 것이다.
- 다음은 정6각 제품을 목에 걸고 오이와 시계 위에 가져가면서 마음속으로 "내 몸에 맞습니까" 질문하면 탐사봉이 평행(=)이 된다. 즉 몸에 안 맞는다는 답인 것이다.
- 오이와 시계를 왼손에 들고 오른손은 차트로 힘의 크기 측정하면 30이 된다. 이것은 몸에 안 맞는 오이와 시계이기 때문이다.

■ 소양인
  태음인인 경우
  태양인

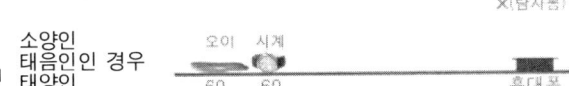

- 휴대폰 위에 탐사봉을 가져가면 탐사봉이 교차(×)한다.
  이것은 시계가 몸에 안 맞기 때문에 탐사봉이 교차되는 것이다.
- 다음은 휴대폰을 치우고 탐사봉을 오이와 시계 위에 가져가면서 마음속으로 "내 몸에 맞습니까" 질문하면 탐사봉이 평행(=)이 된다. 즉 내 몸에 맞지 않는다는 답인 것이다. 이유는 소양인, 태음인, 태양인은 시계가 몸에 안 맞기 때문이다.
  시계와 오이에서 오이는 몸에 맞는 식품이나 시계가 힘의 크기가 60이라도 몸에 맞는 식품이 아니기 때문에 탐사봉이 평행(=)이 되는 것이다.
- 다음은 정6각 제품을 목에 걸고 오이와 시계 위에 가져가면서 마음속으로 "내 몸에 맞습니까" 질문하면 탐사봉이 평행(=)이 된다. 즉 몸에 안 맞는다는 답인 것이다.
  이것은 몸에 안 맞는 시계 때문인 것이다.
- 오이와 시계를 왼손에 들고 오른손은 차트로 힘의 크기를 측정하면 30이 된다. 이것은 몸에 안 맞는 시계 때문이라고 본다.

· 소금과 시계

■ 4체질인 경우

- 휴대폰 위에 탐사봉 가져가면 탐사봉이 교차(×)된다.
- 다음은 휴대폰을 치우고 탐사봉을 소금과 시계 위에 가져가면서

마음속으로 "내 몸에 맞습니까" 질문하면 탐사봉이 평행(=)이 된
　　다. 즉 내 몸에 맞지 않는다는 답인 것이다.
　　다시 말해 시계와 소금 때문에 안 맞는다는 답이다.
- 다음은 정6각 제품을 목에 걸고 소금과 시계 위에 가져가면서
　　마음속으로 "내 몸에 맞습니까" 질문하면 탐사봉이 평행(=)이
　　된다. 즉 몸에 안 맞는다고 답한 것이다. 다시 말해 시계 때문에
　　안 맞는다고 한 것이다.
　　소금은 정6각 제품에 의해 몸에 맞는 소금이 될 수 있지만 시계
　　는 몸에 맞는 식품으로 될 수 없는 것이다.
- 소금과 시계를 왼손에 들고 오른손은 차트로 힘의 크기 측정하
　　면 30이 된다.

· 소금과 귤

■ 소음인
　 태음인인 경우
　 태양인

소금 　귤　　　　　　　　×(탐사봉)
　○　○　　　　　　　　　▭
　30　60　　　　　　　　휴대폰

- 휴대폰 위에 탐사봉 가져가면 탐사봉이 교차(×)한다.
　　이것은 소금과 귤에서 소금 때문에 탐사봉이 교차(×)되는 것이다.
- 다음은 휴대폰을 치우고 탐사봉을 소금과 귤 위에 가져가면서
　　마음속으로 아래에 있는 식품이 "내 몸에 맞습니까" 질문하면
　　탐사봉이 평행(=)이 된다. 즉 내 몸에 맞지 않는다는 답인 것이
　　다.
　　풀이하면 체질이 소음인, 태음인, 태양인인 경우 귤은 몸에 맞지
　　만 소금은 몸에 맞지 않은 식품이기 때문이다.
- 다음은 정6각 제품을 목에 걸고 탐사봉을 소금과 귤 위에 가져
　　가면서 마음속으로 "내 몸에 맞습니까" 질문하면 탐사봉이 교차

(×)된다. 즉 몸에 맞는다고 답한 것이다.
- 소금과 귤을 왼손에 들고 오른손은 차트로 힘의 크기 측정하면 30이 된다.

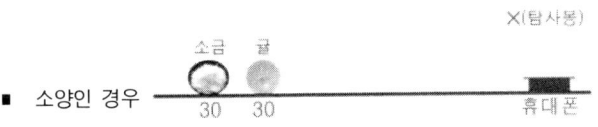

■ 소양인 경우

- 휴대폰 위에 탐사봉 가져가면 탐사봉이 교차(×)한다.
  이것은 소금과 귤 때문에 탐사봉이 교차(×)되는 것이다.
- 다음은 휴대폰을 치우고 탐사봉을 소금과 귤 위에 가져가면서 마음속으로 아래에 있는 소금과 귤을 보면서 소금과 귤이 "내 몸에 맞습니까" 질문하면 탐사봉이 평행(=)이 된다. 즉 내 몸에 맞지 않는다는 답인 것이다.
  다시 말하면 소양인 경우 소금과 귤이 몸에 맞지 않기 때문이다.
- 다음은 정6각 제품을 목에 걸고 소금과 귤 위에 가져가면서 마음속으로 소금과 귤이 "내 몸에 맞습니까" 질문하면 탐사봉이 교차(×)한다. 즉 몸에 맞는다고 답한 것이다.
- 소금과 귤을 왼손에 들고 오른손은 차트로 힘의 크기 측정하면 30이 된다.

· 귤과 마그네슘

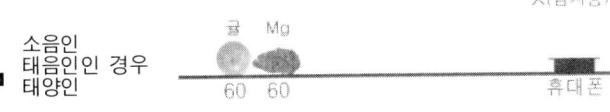

■ 소음인
  태음인인 경우
  태양인

- 휴대폰 위에 탐사봉 가져가면 탐사봉이 교차(×)된다.

이유는 귤과 마그네슘에서 마그네슘 금속 때문에 탐사봉이 교차(×)되는 것이다.
- 다음은 휴대폰을 치우고 탐사봉을 귤과 마그네슘 위에 가져가면서 마음속으로 귤이 "내 몸에 맞습니까" 질문하면 탐사봉이 평행(=)이 된다. 즉 내 몸에 맞지 않는다는 답인 것이다.
  여기서 소음인, 태음인, 태양인인 체질에 귤은 맞는 식품이지만 마그네슘은 몸에 맞는 식품이 아니기 때문에 탐사봉이 평행(=)이 되는 것이다.
- 다음은 정6각 제품을 목에 걸고 귤과 마그네슘 위에 가져가면서 마음속으로 귤이 "내 몸에 맞습니까" 질문하면 탐사봉이 평행(=)이 된다. 즉 몸에 안 맞는다고 답한 것이다.
  여기서 정6각 제품에 의해 마그네슘이 몸에 맞는 식품이 될 수 없기 때문이다.
- 귤과 마그네슘을 왼손에 들고 오른손은 차트로 힘의 크기 측정하면 30이 된다.

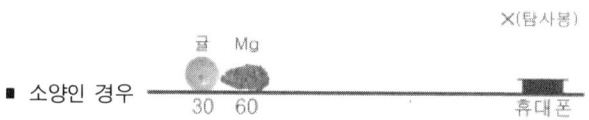

■ 소양인 경우

- 휴대폰 위에 탐사봉 가져가면 탐사봉이 교차(×)된다.
  이유는 귤과 마그네슘 때문에 탐사봉이 교차(×)된다고 본다.
- 다음은 휴대폰을 치우고 탐사봉을 귤과 마그네슘 위에 가져가면서 마음속으로 귤이 "내 몸에 맞습니까" 질문하면 탐사봉이 평행(=)이 된다. 즉 내 몸에 맞지 않는다는 답인 것이다.
  여기서 소양인의 체질에 귤과 마그네슘이 몸에 맞지 않기 때문에 탐사봉이 평행(=)이 되는 것이다.

- 다음은 정6각 제품을 목에 걸고 귤과 마그네슘 위에 가져가면서 마음속으로 귤이 "내 몸에 맞습니까" 질문하면 탐사봉이 평행(=)이 된다. 즉 몸에 안 맞는다고 답한 것이다.
  여기서 귤은 정6각 제품에 의해 몸에 맞는 식품이 될 수 있지만 마그네슘은 몸에 맞는 식품이 될 수 없으므로 탐사봉이 평행(=)이 되는 것이다.
- 귤과 마그네슘을 왼손에 들고 오른손은 차트로 힘의 크기 측정하면 30이 된다.

· 물과 귤

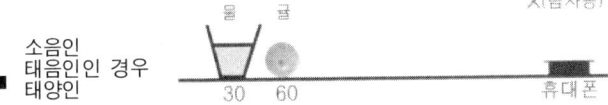

- 휴대폰 위에 탐사봉 가져가면 탐사봉이 교차(×)된다.
  이것은 물과 귤에서 물 때문에 탐사봉이 교차(×)된다고 본다.
- 다음은 휴대폰을 치우고 탐사봉을 물과 귤 위에 가져가면서 마음속으로 아래 식품을 보면서 "내 몸에 맞습니까" 질문하면 탐사봉이 평행(=)이 된다. 즉 내 몸에 맞지 않는다는 답인 것이다. 여기서 물이 몸에 맞지 않기 때문이라고 본다.
- 다음은 정6각 제품을 목에 걸고 물과 귤 위에 가져가면서 마음속으로 아래 식품을 보면서 "내 몸에 맞습니까" 질문하면 탐사봉이 교차(×)된다. 즉 몸에 맞는다고 답한 것이다.
- 물이 들어 있는 종이컵과 귤을 왼손에 들고 오른손은 차트로 힘의 크기 측정하면 30이 된다.

■ 소양인 경우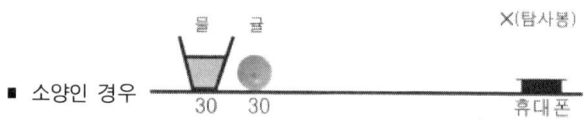

- 휴대폰 위에 탐사봉 가져가면 탐사봉이 교차(×)한다.
  이것은 물과 귤 때문에 탐사봉이 교차(×)되는 것이다.
- 다음은 휴대폰을 치우고 탐사봉을 물과 귤 위에 가져가면서 마음속으로 아래에 있는 물과 귤을 보면서 물과 귤이 "내 몸에 맞습니까" 질문하면 탐사봉이 평행(=)이 된다. 즉 내 몸에 맞지 않는다는 답인 것이다.
  다시 말하면 소양인 경우 물과 귤이 몸에 맞지 않기 때문이다.
- 다음은 정6각 제품을 목에 걸고 물과 귤 위에 탐사봉을 가져가면서 마음속으로 물과 귤이 "내 몸에 맞습니까" 질문하면 탐사봉이 교차(×)한다. 즉 몸에 맞는다고 답한 것이다.
  정6각 제품에 의해 물과 귤이 몸에 맞는 식품이 되었기 때문이다.
- 물과 귤을 왼손에 들고 오른손은 차트로 힘의 크기를 측정하면 30이 된다.

· 오이와 마그네슘

■ 소음인 경우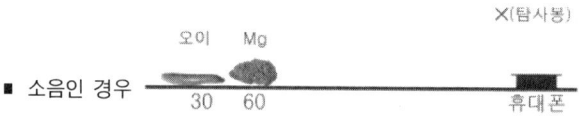

- 휴대폰 위에 탐사봉을 가져가면 탐사봉이 교차(×)한다.
  이것은 오이와 마그네슘이 몸에 안 맞기 때문에 탐사봉이 교차(×)되는 것이라고 본다.
- 다음은 휴대폰을 치우고 탐사봉을 오이와 마그네슘 위에 가져가

면서 마음속으로 오이와 마그네슘을 보면서 "내 몸에 맞습니까" 질문하면 탐사봉이 평행(=)이 된다. 즉 내 몸에 맞지 않는다는 답인 것이다.

이유는 소음인은 오이와 마그네슘이 몸에 안 맞기 때문이다.

마그네슘의 힘의 크기가 60이라도 식품이 아니므로 맞지 않는 것이다.

- 다음은 정6각 제품을 목에 걸고 오이와 마그네슘 위에 가져가면서 마음속으로 "내 몸에 맞습니까" 질문하면 탐사봉이 평행(=)이 된다. 즉 몸에 안 맞는다는 답인 것이다.

  다시 말하면 정6각 제품에 의해 마그네슘이 몸에 맞는 식품이 될 수 없기 때문이다.

- 오이와 마그네슘을 왼손에 들고 오른손은 차트로 힘의 크기 측정하면 30이 된다.

  이것은 몸에 안 맞는 오이와 마그네슘이기 때문이다.

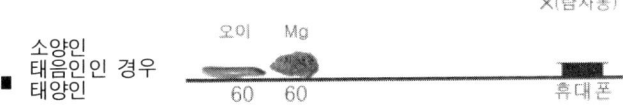

■ 소양인
  태음인인 경우
  태양인

- 휴대폰 위에 탐사봉 가져가면 탐사봉이 교차(×)한다.

  이유는 오이와 마그네슘에서 마그네슘 금속 때문에 탐사봉이 교차(×)되는 것이다.

- 다음은 휴대폰을 치우고 탐사봉을 오이와 마그네슘 위에 가져가면서 마음속으로 오이가 "내 몸에 맞습니까" 질문하면 탐사봉이 평행(=)이 된다. 즉 내 몸에 맞지 않는다는 답인 것이다.

  여기서 소양인, 태음인, 태양인인 체질에 오이는 맞는 식품이지만 마그네슘은 몸에 맞는 식품이 아니기 때문에 탐사봉이 평행

(=)이 되는 것이다.
- 다음은 정6각 제품을 목에 걸고 오이와 마그네슘 위에 가져가면서 마음속으로 오이가 "내 몸에 맞습니까" 질문하면 탐사봉이 평행(=)이 된다. 즉 몸에 안 맞는다고 답한 것이다.
여기서 정6각 제품에 의해 마그네슘이 몸에 맞는 식품이 될 수 없기 때문이다.
- 오이와 마그네슘을 왼손에 들고 오른손은 차트로 힘의 크기 측정하면 30이 된다.

· 물과 마그네슘

■ 4체질인 경우 :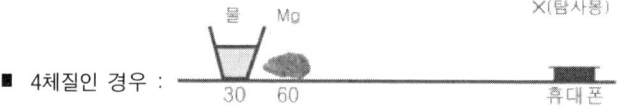

- 휴대폰 위에 탐사봉을 가져가면 탐사봉이 교차(×)한다.
이것은 물과 마그네슘이 몸에 안 맞기 때문에 탐사봉이 교차(×)되는 것이라고 본다.
- 다음은 휴대폰을 치우고 탐사봉을 물과 마그네슘 위에 가져가면서 마음속으로 물과 마그네슘을 보면서 "내 몸에 맞습니까" 질문하면 탐사봉이 평행(=)이 된다. 즉 내 몸에 맞지 않는다는 답인 것이다.
이것은 4체질에 물과 마그네슘이 몸에 안 맞기 때문이다. 마그네슘의 힘의 크기가 60이라도 식품이 아니기 때문이다.
- 다음은 정6각 제품을 목에 걸고 물과 마그네슘 위에 가져가면서 마음속으로 "내 몸에 맞습니까" 질문하면 탐사봉이 평행(=)이 된다. 즉 몸에 안 맞는다는 답인 것이다.
이것은 정6각 제품에 의해 마그네슘이 몸에 맞는 식품이 될 수 없기 때문이다.
- 물과 마그네슘을 왼손에 들고 오른손은 차트로 힘의 크기 측정하면 30이 된다.
이것은 몸에 안 맞는 물과 마그네슘이기 때문이다.

· 물과 알루미늄

■ 4체질인 경우 :
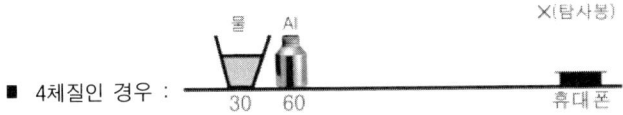

- 휴대폰 위에 탐사봉을 가져가면 탐사봉이 교차(×)한다.
이것은 물과 알루미늄이 몸에 안 맞기 때문에 탐사봉이 교차(×)되는 것이라고 본다.
- 다음은 휴대폰을 치우고 탐사봉을 물과 알루미늄 위에 가져가면서 마음속으로 물과 알루미늄을 보면서 "내 몸에 맞습니까" 질문하면 탐사봉이 평행(=)이 된다. 즉 내 몸에 맞지 않는다는 답인 것이다.
이것은 4체질에 물과 알루미늄이 몸에 안 맞기 때문이다. 알루미늄의 힘의 크기가 60이라도 식품이 아니기 때문이다.
- 다음은 정6각 제품을 목에 걸고 물과 알루미늄 위에 가져가면서 마음속으로 "내 몸에 맞습니까" 질문하면 탐사봉이 평행(=)이 된다. 즉 몸에 안 맞는다는 답인 것이다.
이것은 정6각 제품에 의해 알루미늄이 몸에 맞는 식품이 될 수 없기 때문이다.
- 물과 알루미늄을 왼손에 들고 오른손은 차트로 힘의 크기 측정하면 30이 된다.
이것은 몸에 안 맞는 물과 알루미늄이기 때문이다.

· 귤과 숯

■ 소음인
  태양인인 경우
  태음인
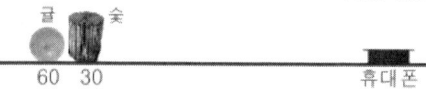

- 휴대폰 위에 탐사봉을 가져가면 탐사봉이 교차(×)한다.
  이유는 귤과 숯에서 숯이 몸에 안 맞기 때문에 탐사봉이 교차(×)되는 것이라고 본다.
- 다음은 휴대폰을 치우고 탐사봉을 귤과 숯 위에 가져가면서 마음속으로 "내 몸에 맞습니까" 질문하면 탐사봉이 평행(=)이 된다. 즉 내 몸에 맞지 않는다는 답인 것이다.
  이것은 소음인, 태양인, 태음인은 숯이 몸에 안 맞기 때문이다.
- 다음은 정6각 제품을 목에 걸고 귤과 숯 위에 가져가면서 마음속으로 "내 몸에 맞습니까" 질문하면 탐사봉이 평행(=)이 된다. 즉 몸에 안 맞는다는 답인 것이다.
  이것은 정6각 제품에 의해 숯이 몸에 맞는 식품이 될 수 없기 때문이다.
- 귤과 숯을 왼손에 들고 오른손은 차트로 힘의 크기 측정하면 30이 된다.
  이것은 몸에 안 맞는 숯 때문이다.

■ 소양인 경우 :
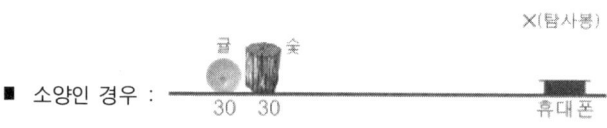

- 휴대폰 위에 탐사봉을 가져가면 탐사봉이 교차(×)한다.
  이것은 귤과 숯 때문에 탐사봉이 교차(×)되는 것이다.

- 다음은 휴대폰을 치우고 탐사봉을 귤과 숯 위에 가져가면서 마음속으로 아래에 있는 귤과 숯을 보면서 귤과 숯이 "내 몸에 맞습니까" 질문하면 탐사봉이 평행(=)이 된다. 즉 내 몸에 맞지 않는다는 답인 것이다.

  이것은 소양인 경우 귤과 숯이 몸에 맞지 않기 때문이다.
- 다음은 정6각 제품을 목에 걸고 귤과 숯 위에 가져가면서 마음속으로 귤과 숯이 "내 몸에 맞습니까" 질문하면 탐사봉이 평행(=)이 된다. 즉 몸에 안 맞는다는 답인 것이다.

  이것은 정6각 제품에 의해 귤은 몸에 맞는 식품이 될 수 있지만 숯은 몸에 맞는 식품이 될 수 없기 때문이다.
- 귤과 숯을 왼손에 들고 오른손은 차트로 힘의 크기 측정하면 30이 된다.

  이것은 귤과 숯이 몸에 안 맞기 때문이다.

· 귤과 시계

■ 소음인
  태양인인 경우
  태음인

  귤   시계   ×(탐사봉)
  60   60   휴대폰

- 휴대폰 위에 탐사봉 가져가면 탐사봉이 교차(×)한다.

  이것은 귤과 시계에서 시계 때문에 탐사봉이 교차(×)되는 것이다.
- 다음은 휴대폰을 치우고 탐사봉을 귤과 시계 위에 가져가면서 마음속으로 귤이 "내 몸에 맞습니까" 질문하면 탐사봉이 평행(=)이 된다. 즉 내 몸에 맞지 않는다는 답인 것이다.

  여기서 소음인, 태양인, 태음인인 체질에 귤은 몸에 맞는 식품이지만 시계는 몸에 맞는 식품이 아니기 때문에 탐사봉이 평행(=)이 되는 것이다.

- 다음은 정6각 제품을 목에 걸고 귤과 시계 위에 가져가면서 마음속으로 귤이 "내 몸에 맞습니까" 질문하면 탐사봉이 평행(=)이 된다. 즉 몸에 안 맞는다고 답한 것이다.
  여기서 정6각 제품에 의해 시계가 몸에 맞는 식품이 될 수 없기 때문이다.
- 귤과 시계를 왼손에 들고 오른손은 차트로 힘의 크기 측정하면 30이 된다.

■ 소양인인 경우
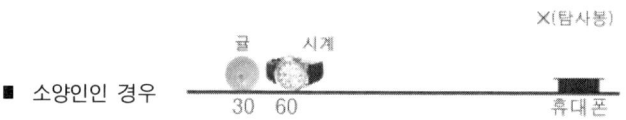

- 휴대폰 위에 탐사봉을 가져가면 탐사봉이 교차(×)된다.
  이것은 귤과 시계가 몸에 안 맞기 때문에 탐사봉이 교차(×)되는 것이라고 본다.
- 다음은 휴대폰을 치우고 탐사봉을 귤과 시계 위에 가져가면서 마음속으로 귤과 시계를 보면서 "내 몸에 맞습니까" 질문하면 탐사봉이 평행(=)이 된다. 즉 내 몸에 맞지 않는다는 답인 것이다.
  이것은 소양인에게 귤이나 시계가 몸에 안 맞기 때문이다.
- 다음은 정6각 제품을 목에 걸고 귤과 시계 위에 가져가면서 마음속으로 "내 몸에 맞습니까" 질문하면 탐사봉이 평행(=)이 된다. 즉 몸에 안 맞는다는 답인 것이다.
  이것은 정6각 제품에 의해 귤은 몸에 맞는 식품이 되겠지만 시계는 몸에 맞는 식품이 될 수 없기 때문이다.
- 귤과 시계를 왼손에 들고 오른손은 차트로 힘의 크기 측정하면 30이 된다.
  이것은 몸에 안 맞는 귤과 시계 때문이다.

· 배와 사과

■ 소음인인 경우
  태음인인 경우

- 휴대폰 위에 탐사봉 가져가면 탐사봉이 교차(×)한다.
  이것은 배와 사과가 함께 있어도 배 때문에 탐사봉이 교차(×)되는 것이다.
- 다음은 휴대폰을 치우고 탐사봉을 배와 사과 위에 가져가면서 마음속으로 "내 몸에 맞습니까" 질문하면 탐사봉이 평행(=)이 된다. 즉 내 몸에 맞지 않는다는 답인 것이다.
  이것은 소음인, 태음인에서 사과는 몸에 맞는 식품이지만 배는 몸에 안 맞는 식품이기 때문이다.
- 다음은 정6각 제품을 목에 걸고 배와 사과 위에 가져가면서 마음속으로 "내 몸에 맞습니까" 질문하면 탐사봉이 교차(×)된다. 즉 몸에 맞는다는 답인 것이다.
  이것은 정6각 제품에 의해 배가 몸에 맞는 식품이 되었기 때문이다.
- 배와 사과를 왼손에 들고 오른손은 차트로 힘의 크기 측정하면 30이 된다.
  이것은 몸에 안 맞는 배 때문에 30이 된다.

■ 소양인인 경우
  태양인인 경우

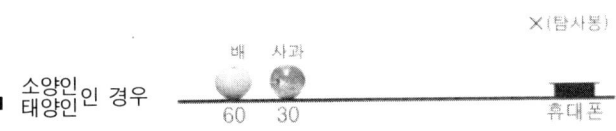

- 휴대폰 위에 탐사봉 가져가면 탐사봉이 교차(×)한다.
  이것은 배와 사과가 함께 있어도 사과 때문에 탐사봉이 교차(×)

제2장 사상체질에서 몸에 안맞는 식품을 몸에 맞는 식품으로 만들어 보기 *87*

된다고 본다.
- 다음은 휴대폰을 치우고 탐사봉을 배와 사과 위에 가져가면서 마음속으로 "내 몸에 맞습니까" 질문하면 탐사봉이 평행(=)이 된다. 즉 내 몸에 맞지 않는다는 답인 것이다.

  이것은 소양인, 태양인에서 배는 맞는 식품이지만 사과는 몸에 안 맞는 식품이기 때문이다.
- 다음은 정6각 제품을 목에 걸고 배와 사과 위에 가져가면서 마음속으로 "내 몸에 맞습니까" 질문하면 탐사봉이 교차(×)된다. 즉 몸에 맞는다는 답인 것이다.

  이것은 정6각 제품에 의해 사과가 몸에 맞는 식품이 되었기 때문이다.
- 배와 사과를 왼손에 들고 오른손은 차트로 힘의 크기 측정하면 30이 된다.

  이것은 몸에 안 맞는 사과 때문에 30이 된다.

· 물과 쌀

■ 소음인
  소양인 인 경우
  태음인
  태양인

- 휴대폰 위에 탐사봉 가져가면 탐사봉이 교차(×)한다.

  이것은 물과 쌀이 함께 있어도 물 때문에 탐사봉이 교차(×)되는 것이다.
- 다음은 휴대폰을 치우고 탐사봉을 물과 쌀 위에 가져가면서 마음속으로 "내 몸에 맞습니까" 질문하면 탐사봉이 평행(=)이 된다. 즉 내 몸에 맞지 않는다는 답인 것이다.

  이것은 4체질에 쌀은 몸에 맞는 식품이지만 물은 몸에 안 맞는 식품이기 때문이다.
- 다음은 정6각 제품을 목에 걸고 물과 쌀 위에 가져가면서 마음속으로 "내 몸에 맞습니까" 질문하면 탐사봉이 교차(×)된다. 즉 몸에 맞는다는 답인 것이다.
 이것은 정6각 제품에 의해 물이 몸에 맞는 식품이 되었기 때문이다.
- 물과 쌀을 왼손에 들고 오른손은 차트로 힘의 크기 측정하면 30이 된다.
 이것은 몸에 안 맞는 물 때문에 30이 된 것이다.

· 오이와 사과

■ 소음인 경우 :

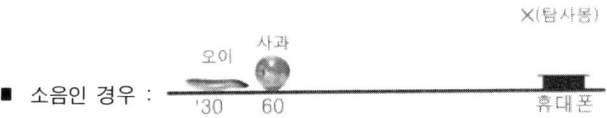

- 휴대폰 위에 탐사봉 가져가면 탐사봉이 교차(×)한다.
 이것은 오이와 사과가 함께 있어도 오이 때문에 탐사봉이 교차(×)되는 것이다.
- 다음은 휴대폰을 치우고 탐사봉을 오이와 사과 위에 가져가면서 마음속으로 "내 몸에 맞습니까" 질문하면 탐사봉이 평행(=)이 된다. 즉 내 몸에 맞지 않는다는 답인 것이다.
 이것은 소음인은 사과는 몸에 맞는 식품이지만 오이가 몸에 안 맞기 때문이다.
- 다음은 정6각 제품을 목에 걸고 오이와 사과 위에 가져가면서 마음속으로 "내 몸에 맞습니까" 질문하면 탐사봉이 교차(×)한다. 즉 몸에 맞는다는 답인 것이다.
 이것은 정6각 제품에 의해 오이가 몸에 맞는 식품이 되었기 때문이다.
- 오이와 사과를 왼손에 들고 오른손은 차트로 힘의 크기 측정하면 30이 된다.
   이것은 몸에 안 맞는 오이 때문에 30이 된 것이다.

■ 태음인 경우 :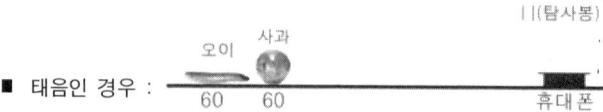

- 휴대폰 위에 탐사봉 가져가면 탐사봉이 평행(=)이 된다.
   이것은 태음인에 오이와 사과 때문에 탐사봉이 평행(=)이 된다.
- 다음은 휴대폰을 치우고 탐사봉을 오이와 사과 위에 가져가면서 마음속으로 "내 몸에 맞습니까" 질문하면 탐사봉이 교차(×)한다. 즉 내 몸에 맞는다는 답이다.
   이것은 오이와 사과가 태음인에 맞는 식품이기 때문이다.
- 다음은 정6각 제품을 목에 걸고 오이와 사과에 가져가면서 "내 몸에 맞습니까" 질문하면 탐사봉이 교차(×)한다. 역시 몸에 맞는다는 답이다.
- 오이와 사과를 왼손에 들고 오른손은 차트로 힘의 크기 측정하면 60이 된다.
   이것은 태음인에 오이와 사과가 몸에 맞기 때문에 오이와 사과의 힘의 크기가 60이 된 것이다.

■ 태양인
소양인인 경우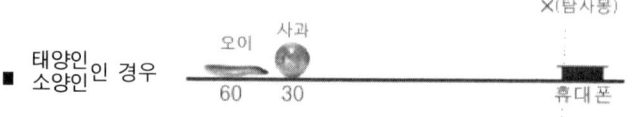

- 휴대폰 위에 탐사봉 가져가면 탐사봉이 교차(×)한다.

이것은 오이와 사과가 함께 있어도 사과 때문에 탐사봉이 교차(×)되는 것이다.
- 다음은 휴대폰을 치우고 탐사봉을 오이와 사과 위에 가져가면서 마음속으로 "내 몸에 맞습니까" 질문하면 탐사봉이 평행(=)이 된다. 즉 내 몸에 맞지 않는다는 답인 것이다.

  이것은 태양인과 소양인에게는 오이는 몸에 맞는 식품이지만 사과가 몸에 안 맞기 때문이다.
- 다음은 정6각 제품을 목에 걸고 오이와 사과 위에 가져가면서 마음속으로 "내 몸에 맞습니까" 질문하면 탐사봉이 교차(×)한다. 즉 몸에 맞는다는 답인 것이다.

  이것은 정6각 제품에 의해 사과가 몸에 맞는 식품이 되었기 때문이다.
- 오이와 사과를 왼손에 들고 오른손은 차트로 힘의 크기 측정하면 30이 된다.

  이것은 몸에 안 맞는 사과 때문에 30이 된 것이다.

· 물과 사과

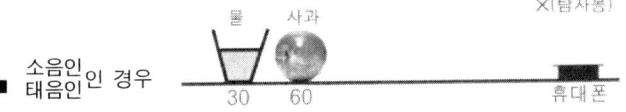

■ 소음인 태음인인 경우

- 휴대폰 위에 탐사봉 가져가면 탐사봉이 교차(×)한다.

  이것은 물과 사과가 함께 있어도 물 때문에 탐사봉이 교차(×)되는 것이다.
- 다음은 휴대폰을 치우고 탐사봉을 물과 사과 위에 가져가면서 마음속으로 "내 몸에 맞습니까" 질문하면 탐사봉이 평행(=)이 된다. 즉 내 몸에 맞지 않는다는 답인 것이다.

이것은 소음인, 태음인에 사과는 몸에 맞는 식품이지만 물이 몸에 안 맞는 식품이기 때문이다.

- 다음은 정6각 제품을 목에 걸고 물과 사과 위에 가져가면서 마음속으로 "내 몸에 맞습니까" 질문하면 탐사봉이 교차(×)한다. 즉 몸에 맞는다는 답인 것이다.

  이것은 정6각 제품에 의해 물이 몸에 맞는 식품이 되었기 때문이다.

- 물과 사과를 왼손에 들고 오른손은 차트로 힘의 크기 측정하면 30이 된다.

  이것은 몸에 안 맞는 물 때문에 30이 된 것이다.

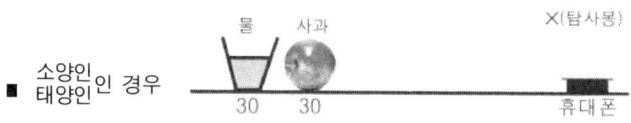

■ 소양인 태양인인 경우

- 휴대폰 위에 탐사봉 가져가면 탐사봉이 교차(×)한다.

  이것은 물과 사과가 함께 있어도 물과 사과 때문에 탐사봉이 교차(×)되는 것이다.

- 다음은 휴대폰을 치우고 탐사봉을 물과 사과 위에 가져가면서 마음속으로 "내 몸에 맞습니까" 질문하면 탐사봉이 평행(=)이 된다. 즉 내 몸에 맞지 않는다는 답인 것이다.

  이것은 소양인, 태양인에 물과 사과는 몸에 안 맞는 식품이기 때문이다.

- 다음은 정6각 제품을 목에 걸고 물과 사과 위에 가져가면서 마음속으로 "내 몸에 맞습니까" 질문하면 탐사봉이 교차(×)한다. 즉 몸에 맞는다는 답인 것이다.

  이것은 정6각 제품에 의해 물과 사과가 몸에 맞는 식품이 되었기 때문이다.
- 물과 사과를 왼손에 들고 오른손은 차트로 힘의 크기 측정하면 30이 된다.
  이것은 몸에 안 맞는 물과 사과 때문에 30이 된 것이다.

· 사과와 숯

■ 소음인 태음인인 경우

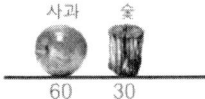

- 수맥파, 각종 파가 없는 방에 사과와 숯을 놓고 그 위에 탐사봉을 가져가면서 마음속으로 "사과가 내 몸에 맞습니까" 질문하면 탐사봉이 평행(=)이 된다. 즉 사과가 내 몸에 맞지 않는다는 답인 것이다. 이것은 숯 때문이다.
- 다음은 정6각 제품을 목에 걸고 사과와 숯 위에 탐사봉을 가져가면서 마음속으로 "내 몸에 맞습니까" 질문하면 탐사봉이 평행(=)이 된다. 즉 몸에 안 맞는다는 답인 것이다.
  여기서 정6각 제품이 숯을 몸에 맞는 식품이 되게 할 수 없기 때문이다.
- 사과와 숯을 왼손에 들고 오른손은 차트로 힘의 크기 측정하면 30이 된다. 이것은 숯 때문이다.

■ 소양인 태양인인 경우

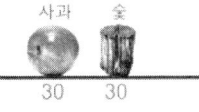

- 수맥파, 각종 파가 없는 방에 사과와 숯을 놓고 그 위에 탐사봉을 가져가면서 마음속으로 "사과가 내 몸에 맞습니까" 질문하면

탐사봉이 평행(=)이 된다. 즉 체질에 사과와 숯이 내 몸에 맞지 않는다는 답인 것이다. 이것은 숯 때문이다.
- 다음은 정6각 제품을 목에 걸고 사과와 숯 위에 탐사봉을 가져가면서 마음속으로 "내 몸에 맞습니까" 질문하면 탐사봉이 평행(=)이 된다. 즉 몸에 안 맞는다는 답인 것이다.
여기서 숯 때문에 안 맞는다고 하는 것이다.
- 사과와 숯을 왼손에 들고 오른손은 차트로 힘의 크기 측정하면 30이 된다.

· 사과와 담배

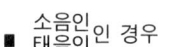 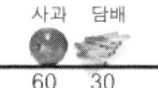

■ 소음인
태음인인 경우

- 위와 같은 방법으로 사과와 담배를 놓고 그 위에 탐사봉 가져가면서 마음속으로 "사과가 내 몸에 맞습니까" 질문하면 탐사봉이 평행(=)이 된다. 즉 사과가 몸에 안 맞는다는 답인 것이다. 여기서 안 맞는 이유는 담배 때문인 것이다.
- 다음은 정6각 제품을 목에 걸고 사과와 담배 위에 탐사봉 가져가면서 마음속으로 "사과가 내 몸에 맞습니까" 질문하면 조금 있으면 탐사봉이 평행(=)이 된다. 즉 몸에 안 맞는다는 답인 것이다.
여기서 담배 때문에 몸에 안 맞는다고 하는 것이다.
- 사과와 담배를 왼손에 들고 오른손은 차트로 힘의 크기 측정하면 30이 된다.

■ 소양인인 경우
　태양인인 경우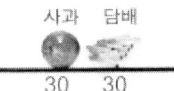

- 같은 방법으로 사과와 담배를 놓고 그 위에 탐사봉 가져가면서 마음속으로 "사과가 내 몸에 맞습니까" 질문하면 탐사봉이 평행(=)이 된다. 즉 사과가 몸에 안 맞는다는 답인 것이다. 이것은 사과와 담배가 체질에 맞지 않기 때문이다.
- 다음은 정6각 제품을 목에 걸고 사과와 담배 위에 탐사봉 가져가면서 마음속으로 "사과가 내 몸에 맞습니까" 질문하면 조금 있으면 탐사봉이 평행(=)이 된다. 즉 몸에 안 맞는다는 답인 것이다.
  여기서 정6각 제품에 의하여 사과는 몸에 맞는 식품이 될 수 있지만 담배는 몸에 맞는 식품이 될 수 없기 때문이다.
- 사과와 담배를 왼손에 들고 오른손은 차트로 힘의 크기 측정하면 30이 된다.

· 사과와 커피

■ 소음인인 경우
　태음인인 경우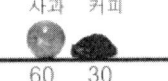

- 같은 방법으로 사과와 커피를 놓고 그 위에 탐사봉을 가져가면서 마음속으로 "사과가 내 몸에 맞습니까" 질문하면 탐사봉이 평행(=)이 된다. 여기서 커피 때문에 사과가 몸에 안 맞는다는 답인 것이다.
- 다음은 정6각 제품을 목에 걸고 사과와 커피 위에 탐사봉 가져가면서 마음속으로 "사과가 내 몸에 맞습니까" 질문하면 조금

있으면 탐사봉이 평행(=)이 된다. 즉 몸에 안 맞는다는 답인 것이다.
여기서 커피 때문에 맞지 않는다는 것이다.
- 사과와 커피를 왼손에 들고 오른손은 차트로 힘의 크기 측정하면 30이 된다.

■ 소양인
태양인인 경우

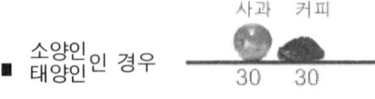

- 같은 방법으로 사과와 커피를 놓고 그 위에 탐사봉을 가져가면서 마음속으로 "사과가 내 몸에 맞습니까" 질문하면 탐사봉이 평행(=)이 된다. 즉 여기서 체질인 소양인, 태양인에 사과와 커피가 몸에 안 맞는다는 답인 것이다.
- 다음은 정6각 제품을 목에 걸고 사과와 커피 위에 탐사봉 가져가면서 마음속으로 "사과가 내 몸에 맞습니까" 질문하면 조금 있으면 탐사봉이 평행(=)이 된다. 즉 몸에 안 맞는다는 답인 것이다.
여기서 사과는 정6각 제품에 의해 몸에 맞는 식품이 될 수 있지만 커피는 맞는 식품이 될 수 없기 때문이다.
- 사과와 커피를 왼손에 들고 오른손은 차트로 힘의 크기 측정하면 30이 된다.

위 실험결과 숯이나 담배, 커피는 정6각 제품으로도 몸에 맞지 않는 것이기 때문에 우리는 탄 음식이나 담배, 커피가 몸에 안 맞는 식품이라는 것을 알 수 있었다.

· ⊖물과 ⊖물

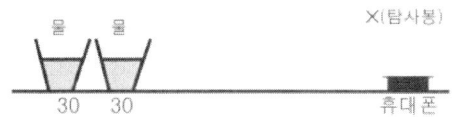

- 휴대폰 위에 탐사봉을 가져가면 탐사봉이 교차(×)한다.
  이것은 물과 물이 몸에 맞지 않기 때문에 탐사봉이 교차(×)되는 것이라고 본다.
- 다음은 휴대폰을 치우고 탐사봉을 물과 물 위에 가져가면서 마음속으로 물과 물을 보면서 "내 몸에 맞습니까" 질문하면 탐사봉이 평행(=)이 된다. 즉 내 몸에 맞지 않는다는 답인 것이다.
  이것은 4체질에 물과 물이 몸에 안 맞기 때문이다.
- 다음은 정6각 제품을 목에 걸고 물과 물 위에 가져가면서 마음속으로 "내 몸에 맞습니까" 질문하면 탐사봉이 교차(×)한다. 즉 몸에 맞는다고 답한 것이다.
  이것은 정6각 제품에 의해 물이 몸에 맞는 식품이 될 수 있기 때문이다.
- 물과 물을 왼손에 들고 오른손은 차트로 힘의 크기 측정하면 30이 된다.
  이것은 몸에 안 맞는 물이기 때문이다.

· ⊖암석과 ⊕암석

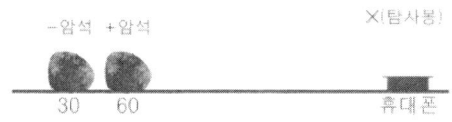

- 수맥파 및 각종 에너지파가 없는 방에 위 그림과 같이 ⊖암석과

⊕암석을 놓고 조금 떨어져서 휴대폰을 놓고 휴대폰 위에 탐사봉 가져가면 탐사봉이 교차(×)한다.

이것은 4체질에 맞지 않기 때문에 탐사봉이 교차(×)되는 것이다.
- 휴대폰을 치우고 탐사봉을 ⊖암석과 ⊕암석 위에 탐사봉을 가져가면서 마음속으로 "내 몸에 맞습니까" 질문하면 탐사봉이 평행(=)이 된다. 즉 내 몸에 맞지 않는다는 답인 것이다.
- 다음은 정6각 제품을 목에 걸고 ⊖암석과 ⊕암석 위에 가져가면서 마음속으로 "내 몸에 맞습니까" 질문하면 탐사봉이 평행(=)이 된다. 즉 몸에 안 맞는다고 답한 것이다.
- ⊖암석과 ⊕암석을 왼손에 들고 오른손은 차트로 힘의 크기를 측정하면 30이 된다.

· ⊖암석과 ⊕금속

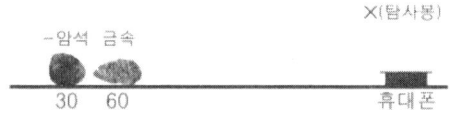

- 휴대폰 위에 탐사봉 가져가면 탐사봉이 교차(×)된다.
  이것은 암석과 금속이 몸에 맞지 않아서 탐사봉이 교차(×)하게 된다.
- 다음은 휴대폰 치우고 탐사봉을 암석과 금속 위에 가져가면서 마음속으로 암석, 금속이 "내 몸에 맞습니까" 질문하면 탐사봉이 평행이 된다. 즉 내 몸에 맞지 않는다는 답인 것이다.
- 다음은 정6각 제품을 목에 걸고 암석과 금속 위에 가져가면서 마음속으로 "내 몸에 맞습니까" 질문하면 탐사봉이 평행(=)이 된다. 즉 몸에 안 맞는다고 답한 것이다.
  정6각 제품에 의해서 암석과 금속은 우리 몸에 맞게 할 수 없음을 알 수 있다.
- ⊖암석과 ⊕금속을 왼손에 들고 오른손은 차트로 힘의 크기 측정하면 30이 된다.

위의 내용들을 정리하면 4상체질인 소음인, 소양인, 태음인, 태양인인 경우 몸에 맞는 식품에 안 맞는 식품을 함께 있으면 몸에 맞는 식품은 몸에 안 맞는 식품을 따라가므로 몸의 면역력에 많은 영향을 미칠 것이라고 본다.

그래서 이런 문제를 풀기 위해서 우리가 먹는 식품들 중 정6각 제품을 목에 걸고 탐사봉을 각 식품 위에 가져가면서 "식품이 내 몸에 맞습니까" 질문하면 탐사봉이 교차(×)한다.

즉 몸에 안 맞는 식품이 정6각 제품에 의하여 몸에 맞는 식품이 됨을 알 수 있었다.

다시 말하면 앞의 많은 실험을 볼 때 우리가 먹는 식품 중에 몸에 안 맞는 식품과 몸에 맞는 식품을 함께 먹으면 몸에 안 맞는 식품에 의하여 면역력이 많이 떨어질 것이라는 사실을 느낄 수 있다.

그래서 이 문제를 해결하기 위해서 정6각 제품을 항상 몸에 지니고 다녀야 함을 알 수 있다.

그리고 식품이 될 수 없는 물질은 정6각 제품으로는 몸에 맞는 식품이 될 수 없음을 알 수 있었다.

② 두 식품이 액체인 경우

두 식품이 액체인 경우 함께 있을 때 몸에 맞는지 안 맞는지 확인하고자 하며, 두 식품이 액체인 상태에서 함께 있을 경우 힘의 크기가 30과 60일 때 두 식품의 힘의 크기는 어떻게 될까 알아보고자 한다.

· ⊖물과 ⊕물이 떨어져 있을 때

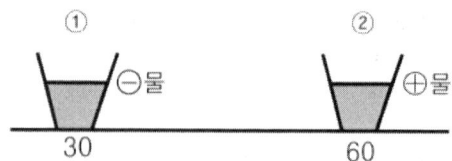

- ①의 물은 수돗물이고 ②의 물은 정6각 제품으로 ⊖물을 ⊕물로 하여 놓은 그림이다.
- 수맥파, 각종 파가 없는 방바닥에 ⊖물과 ⊕물을 놓고 그 위에 탐사봉을 거쳐가면서 마음속으로 "물이 내 몸에 맞습니까" 질문하면 탐사봉이 평행(=)이 된다. 즉 물이 몸에 안 맞는다는 것이다.
- 다음은 정6각 제품을 목에 걸고 두 물 위에 탐사봉 가져가면서 마음속으로 "내 몸에 물이 맞느냐"고 질문하면 탐사봉이 교차(×)한다. 즉 몸에 맞는다는 답이다.
- ⊖물과 ⊕물을 왼손에 들고 오른손은 차트로 힘의 크기 측정하면 30이 된다.
- 힘의 크기가 30이면 몸에 안 맞는다는 숫자인 것이다.

· ⊖물과 ⊕물을 혼합했을 때

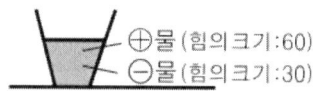

- 정6각 제품으로 ⊖물을 ⊕물로 한 ⊕물과 ⊖물을 종이컵에 넣은 그림이다.
- ⊕물과 ⊖물을 바로 섞은 종이컵을 왼손에 들고 오른손은 차트로 힘의 크기를 측정하면 30이 되고

- 바로 혼합물 위에 탐사봉 가져가면서 "몸에 맞습니까" 질문하면 탐사봉이 평행(=)이 된다. 즉 몸에 안 맞는 물이 된다는 답인 것이다.
- 다음은 바로 정6각 제품을 목에 걸고 혼합한 물 위에 탐사봉 가져가면서 "몸에 맞나" 질문하면 탐사봉이 교차(×)한다. 즉 몸에 맞는다는 답이다.
- ⊕물과 ⊖물을 혼합한 후 10분 있으면 ⊖물이 ⊕물로 되었으므로 정6각 제품 없이 혼합물 위에 탐사봉 가져가면서 "내 몸에 맞느냐"고 질문하면 탐사봉이 교차(×)한다.
  즉 내 몸에 맞는다는 답이 된다.
- 10분 후 ⊖물 ⊕물 혼합물의 힘의 크기 : 60

· 귤 액체와 오이 액체를 혼합했을 때

■ 소음인 경우 :

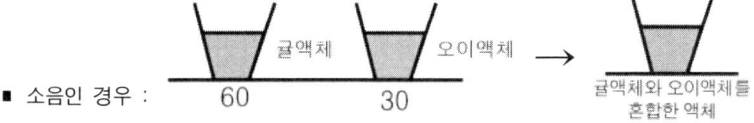

- 수맥파, 각종 파가 없는 방에 귤 액체와 오이 액체를 혼합한 액체 위에 탐사봉 가져가면서 마음속으로 "혼합한 식품이 내 몸에 맞습니까" 질문하면 탐사봉이 평행(=)이 된다.
  즉 안 맞는다고 답한 것이다.
- 다음은 정6각 제품을 목에 걸고 두 혼합액 위에 탐사봉 가져가면서 마음속으로 "내 몸에 맞습니까" 질문하면 탐사봉이 교차(×)된다. 즉 맞는다는 답이다.
- 귤 액체와 오이 액체를 왼손에 들고 오른손은 차트로 힘의 크기 측정하면 30이 된다.

실험결과 느낀점은 몸에 안 맞는 식품과 몸에 맞는 식품을 먹으면 맞는 식품으로 되지 않고 맞지 않는 식품으로 되기 때문에 맞는 식품과 맞지 않는 식품을 같이 먹으면 맞지 않는 식품에 의해 면역력이 약해지므로 정6각 제품을 항상 목에 걸고 다녀야 됨을 생각하게 된다.

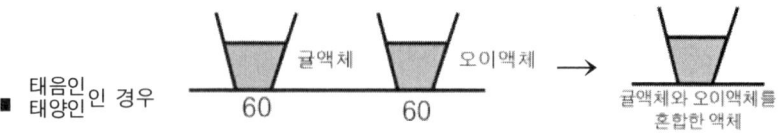

- 태음인 경우
  태양인 경우

- 혼합액체에 "내 몸에 맞습니까" 질문하면 탐사봉이 교차(×)한다. 즉 맞는다는 답이다.
- 정6각 제품을 목에 걸고 "내 몸에 맞습니까" 질문해도 역시 탐사봉이 교차(×)한다. 즉 맞는다는 답이다. 여기서 각 식품이 체질에 맞기 때문이다.
- 귤 액체와 오이 액체의 힘의 크기도 역시 60이다.

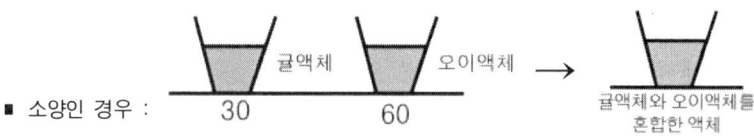

- 소양인 경우 :

- 수맥파, 각종 파가 없는 방에 귤 액체와 오이 액체를 혼합한 액체 위에 탐사봉을 가져가면서 마음속으로 "혼합한 식품이 내 몸에 맞습니까" 질문하면 탐사봉이 평행(=)이 된다.
  즉 안 맞는다고 답한 것이다.
- 다음은 정6각 제품을 목에 걸고 두 혼합액 위에 탐사봉 가져가면서 마음속으로 "내 몸에 맞습니까" 질문하면 탐사봉이 교차(×)된다. 즉 맞는다는 답이다.

- 귤 액체와 오이 액체의 혼합액을 왼손에 들고 오른손은 차트로 힘의 크기 측정하면 30이 된다.

· ⊖오이 액체와 ⊕오이 액체 혼합했을 때

■ ① 소음인 경우 :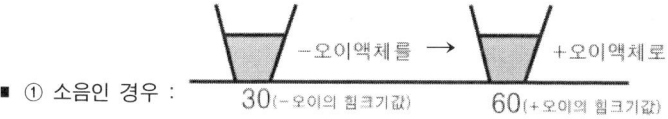

- 위 그림은 ⊖오이 액체를 정6각 제품에 20분 동안 놓아두면 ⊕오이 액체가 된 그림임

②

- 위 그림은 ⊖오이 액체를 정6각 제품에 의해 ⊕오이 액체를 만든 후 ⊖오이 액체와 혼합한다.
- ③과 같이 두 액체를 혼합한 후 바로 두 혼합액을 왼손에 들고 오른손은 차트로 힘의 크기 측정하면 30이 된다.
- 수맥파, 각종파가 없는 방에 두 혼합액을 놓고 그 위에 탐사봉 가져가면서 마음속으로 "내 몸에 맞습니까" 질문하면 탐사봉이 평행(=)이 된다. 즉 몸에 맞지 않는다는 답이다.
- 다음은 정6각 제품을 목에 걸고 두 혼합액 위에 탐사봉을 가져가면서 마음속으로 "두 혼합한 식품이 내몸에 맞습니까" 질문하면 탐사봉이 교차(×)한다. 즉 내 몸에 맞는다는 답인 것이다.
- 다음은 ⊖오이 액체와 ⊕오이 액체를 혼합한 후 20분이 지난 다음에 정6각 제품없이 두 혼합액 위에 탐사봉 가져가면서 마음속으로 "두 혼합 식품이 내 몸에 맞습니까" 질문하면 탐사봉이 교차(×)한다. 즉 몸에 맞는다는 답인 것이다.

· ⊖우유와 ⊕우유 혼합했을 때

■ 4체질인 경우 :

①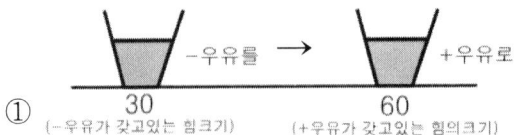

- 위 그림은 ⊖우유를 정6각 제품에 20분 동안 놓아두면 ⊖우유가 ⊕우유가 된 액체임.

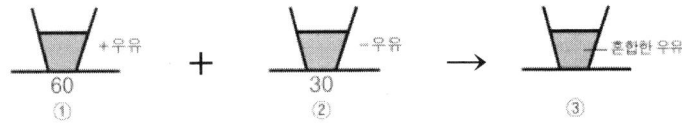

- 위 그림에서 ①의 ⊕우유는 위의 ①'번에서 만든 ⊕우유이며 ②의 ⊖우유는 우리가 먹는 우유이다.
- ①과 ②의 두 우유를 혼합한 후 바로 혼합액 ③을 왼손에 들고 오른손은 차트로 힘의 크기 측정하면 30이 된다.
- 수맥파, 각종 에너지파가 없는 방에 두 혼합액을 놓고 그 위에 탐사봉 가져가면서 마음속으로 "내 몸에 맞습니까" 질문하면 탐사봉이 평행(=)이 된다. 즉 몸에 맞지 않는다는 답이다.
- 다음은 정6각 제품을 목에 걸고 두 혼합액 위에 탐사봉을 가져가면서 마음속으로 "두 혼합한 식품이 내 몸에 맞습니까" 질문하면 탐사봉이 교차(×)한다.
  즉 내 몸에 맞는다는 답인 것이다.
- 다음은 ⊖우유와 ⊕우유를 혼합한 후 20분이 지난 다음에 두 혼합액 위에 탐사봉 가져가면서 마음속으로 "내 몸에 맞습니까"

질문하면 탐사봉이 교차(×)한다.

즉 몸에 맞는다는 답인 것이다.

이것은 ⊖우유가 ⊕우유에 의하여 ⊕우유가 되었기 때문이다.

실험결과 느낀점

자연식품 ⊖와 자연 식품 ⊕와 혼합해도 몸에 맞는 식품이 되지 않고 정6각 제품에 의해 몸에 맞지 않는 ⊖식품을 ⊕식품이 될 때 몸에 맞는 식품이 됨을 알 수 있다.

그리고 힘의 값을 보면 몸에 맞지 않는 식품은 30이고 몸에 맞는 식품은 60이므로 맞지 않는 식품의 힘의 크기 30을 60으로 하여야 맞는 식품이 됨을 알 수 있다.

· ⊖우유와 ⊕소금물 혼합했을 때

■4체질인 경우

①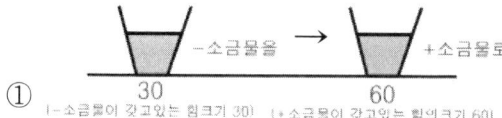

- 위 그림은 ⊖소금물을 정6각 제품 위에 놓아두어 ⊕소금물이 된 액체임.

②

- 위 그림은 ①의 실험에서 ⊖소금물을 ⊕소금물로 만든 액체와

⊖우유를 혼합한 그림임
- 두 액체를 혼합한 후 바로 혼합물을 왼손에 들고 오른손은 차트로 힘의 크기 측정하면 30이다.
- 수맥파, 각종 파가 없는 방에 두 혼합액을 놓고 그 위에 탐사봉 가져가면서 마음속으로 "내 몸에 맞습니까" 질문하면 탐사봉이 평행(=)이 된다. 즉 몸에 맞지 않는다는 답이다.
- 다음은 ⊖우유와 ⊕소금물을 혼합하여 20분 후 두 혼합액 위에 탐사봉 가져가면서 마음속으로 "내 몸에 맞습니까" 질문하면 탐사봉이 교차(×)된다. 즉 몸에 맞는다는 답인 것이다.
- ⊖우유가 ⊕소금물에 의해 ⊕우유가 되었음을 알 수 있다. 이것은 정6각 제품에 의해 ⊖소금물이 ⊕소금물이 되었을 때 ⊕소금물에 의해 ⊖우유가 ⊕우유가 됨을 알 수 있다. 안되면 맞지 않는 식품이 되는 것이다.

· ⊖배 액체와 ⊕오이 액체 혼합했을 때

■ 소음인 경우 :

①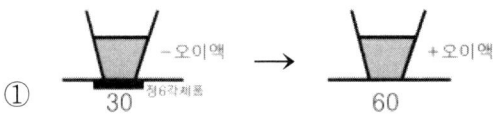

- 위 그림은 ⊖오이액을 정6각 제품에 의해 ⊕오이액을 만든 그림임

②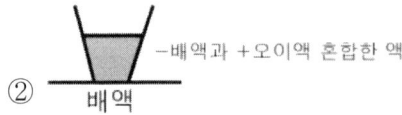

- 위 그림은 ⊖배 액과 ⊕오이액을 혼합한 것이다.
- 두 액을 혼합한 후 바로 혼합액을 왼손에 들고 오른손은 차트로 힘의 크기 측정하면 30이 된다.
- 또 바로 ⊖배 액과 ⊕오이액을 혼합한 액 위에 탐사봉을 가져가면서 마음속으로 "내 몸에 맞습니까" 질문하면 탐사봉이 평행(=)이 된다. 즉 몸에 안 맞는다는 답이 된다.

①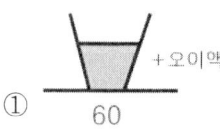
소양인
태양인인 경우
태음인

- 소양인, 태양인, 태음인 체질에 오이가 몸에 맞기 때문에 정6각 제품으로 ⊕오이를 만들지 않은 그림

②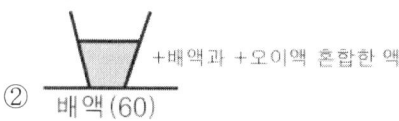
태양인
소양인인 경우

- 위 그림은 태양인, 소양인 체질에 맞는 배이므로 ⊕배액이므로 ⊕배액과 ⊕오이액을 혼합한 것이다.
- 두 액을 혼합한 후 바로 혼합액을 왼손에 들고 오른손은 차트로 힘의 크기 측정하면 60이 된다.
- 또 바로 ⊕배액과 ⊕오이액 혼합한 액 위에 탐사봉 가져가면서 마음속으로 "내 몸에 맞습니까" 질문하면 탐사봉이 교차(×)한다. 즉 몸에 맞는다는 답이 된다.

■ 태음인 경우 :

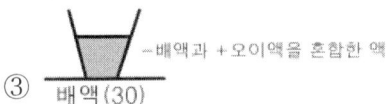

③ 배액(30)   ㅡ배액과 +오이액을 혼합한 액

- 위 그림은 태음인에 배는 몸에 맞지 않는 식품이므로 ⊖배액이 되고 여기에 몸에 맞는 식품인 오이는 ⊕오이이며 이 두 식품을 혼합한 그림이다.
- 이 두 액을 혼합한 후 바로 혼합액을 왼손에 들고 오른손은 차트로 힘의 크기 측정하면 30이 된다.
- 또 바로 ⊖배액과 ⊕오이액을 혼합한 액 위에 탐사봉 가져가면서 마음속으로 "내 몸에 맞습니까" 질문하면 탐사봉이 평행(=)이 된다. 즉 몸에 안 맞는다는 답이 된다.
- 다음은 정6각 제품에 ⊕오이액을 10분 놓은 후 ⊕오이액과 ⊖배액과 혼합하여 20분 후 두 혼합액 위에 탐사봉 가져가면서 마음속으로 "두 혼합식품이 내 몸에 맞습니까" 질문하면 탐사봉이 교차(×)한다. 즉 몸에 맞는다는 답인 것이다.
- 이것은 ⊖배액이 ⊕오이액에 의해 ⊕배액이 되었음을 알 수 있다. 즉 정6각 제품의 에너지에 의해 ⊕오이액이 되었을 때 ⊕오이에 의해 ⊖배액이 ⊕배액이 되었다고 보면 된다.
만약 안되면 맞지 않는 식품이 되며 탐사봉이 교차(×)되지 않고 평행(=)이 되는 것이다.

③ 3가지 이상 식품인 경우

3가지 식품 중에 몸에 맞는 것과 몸에 안 맞는 식품이 함께 있을 때 몸에 맞는지 확인하고자 하는 것이며, 3가지 식품의 힘 크기가 30,

60, 60이 함께 있을 때 3가지 식품 전체 힘의 크기는 어떻게 될 것인지 알아보고자 한다.

· 오이, 사과, 귤

■ 소음인 경우 :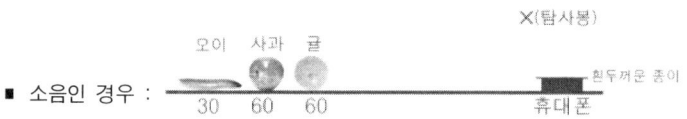

- 수맥파 및 각종 파가 없는 방에 오이, 사과, 귤을 놓고 우측 휴대폰 위에 탐사봉 가져가면 탐사봉이 교차(×)된다.
  이것은 사과, 귤이 60이지만 오이가 30이므로 오이의 힘의 크기 30에 따라가므로 탐사봉이 교차(×)되는 것이다.
- 휴대폰 치우고 오이, 사과, 귤 위에 탐사봉 가져가면서 마음속으로 "내 몸에 맞습니까" 질문하면 탐사봉이 평행(=)이 된다. 즉 몸에 안 맞는다고 답한 것이다.
  이것은 오이가 있으므로 몸에 안 맞는다고 한 것이다.
- 다음은 정6각 제품을 목에 걸고 오이, 사과, 귤 위에 탐사봉을 가져가면서 마음속으로 "내 몸에 맞습니까" 질문하면 탐사봉이 교차(×)된다. 즉 몸에 맞는다고 답한 것이다.
- 오이, 사과, 귤을 왼손에 들고 오른손은 차트로 힘의 크기를 측정하면 30이 된다.

■ 태양인 경우 :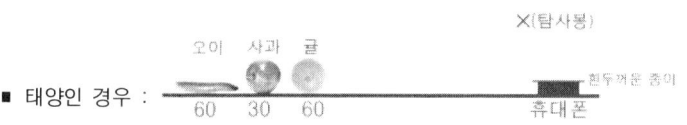

- 수맥파, 각종 파가 없는 방에 오이, 사과, 귤을 놓고 우측 휴대폰

위에 탐사봉 가져가면 탐사봉이 교차(×)한다.
이것은 오이, 귤이 60이지만 사과가 30이므로 사과의 힘의 크기 30에 따라가므로 탐사봉이 교차(×)되는 것이다.
- 휴대폰을 치우고 탐사봉을 오이, 사과, 귤 위에 탐사봉 가져가면서 마음속으로 "내 몸에 맞습니까" 질문하면 탐사봉이 평행(=)이 된다. 즉 몸에 안 맞는다고 답한 것이다.
이것은 사과가 있으므로 몸에 안 맞는다고 한 것이다.
- 다음은 정6각 제품을 목에 걸고 오이, 사과, 귤 위에 탐사봉을 가져가면서 마음속으로 "내 몸에 맞습니까" 질문하면 탐사봉이 교차(×)한다. 즉 몸에 맞는다고 답한 것이다.
- 오이, 사과, 귤을 왼손에 들고 오른손은 차트로 힘의 크기를 측정하면 30이 된다.
이것은 사과의 힘의 크기가 30이기 때문이다.

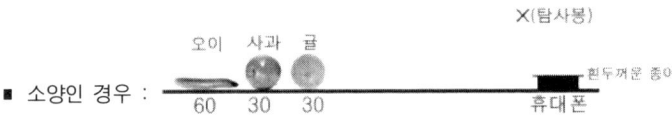

■ 소양인 경우 :

- 수맥파 및 각종 파가 없는 방에 오이, 사과, 귤을 놓고 우측 휴대폰 위에 탐사봉 가져가면 탐사봉이 교차(×)된다.
이것은 소양인 체질에 오이가 60이지만 사과와 귤은 30이므로 사과와 귤의 힘 크기 30에 따라가므로 탐사봉이 교차(×)되는 것이다.
- 휴대폰을 치우고 오이, 사과, 귤 위에 탐사봉을 가져가면서 마음속으로 "내 몸에 맞습니까" 하고 질문하면 탐사봉이 평행(=)이 된다. 즉 몸에 안 맞는다고 답한 것이다.
이것은 사과와 귤이 있으므로 몸에 안 맞는다고 하는 것이다.

- 다음은 정6각 제품을 목에 걸고 오이, 사과, 귤 위에 탐사봉을 가져가면서 마음속으로 "내 몸에 맞습니까" 질문하면 탐사봉이 교차(×)한다. 즉 몸에 맞는다고 답한 것이다.
- 오이, 사과, 귤을 왼손에 들고 오른손은 차트로 힘의 크기를 측정하면 30이 된다.
  이것은 사과, 귤이 30이기 때문이다.

· 오이, 사과, 귤, 고구마

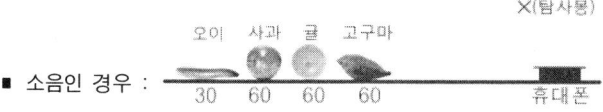

■ 소음인 경우 :

- 수맥파, 각종 파가 없는 방에 오이, 사과, 귤, 고구마를 놓고 우측 휴대폰 위에 탐사봉을 가져가면 탐사봉이 교차(×)한다.
  이것은 사과, 귤, 고구마는 힘의 크기가 60이지만 오이는 힘의 크기가 30이므로 오이의 힘의 크기가 30에 따라가므로 탐사봉이 교차(×)하는 것이다.
- 휴대폰을 치우고 오이, 사과, 귤, 고구마 위에 탐사봉을 가져가면서 마음속으로 "내 몸에 맞습니까" 질문하면 탐사봉이 평행(=)이 된다. 즉 몸에 안 맞는다고 답한 것이다.
  여기서 오이 때문에 안 맞는다고 하는 것이다.
- 다음은 정6각 제품을 목에 걸고 오이, 사과, 귤, 고구마 위에 탐사봉을 가져가면서 마음속으로 "내 몸에 맞습니까" 질문하면 탐사봉이 교차(×)한다. 즉 몸에 맞는다고 답한 것이다.
- 오이, 사과, 귤, 고구마를 왼손에 들고 오른손은 차트로 힘의 크기 측정하면 30이 된다.
  이것은 오이에 30이 있기 때문이다.

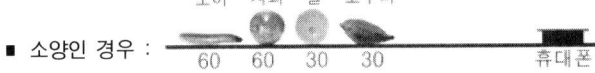

- 소양인 경우 :

- 수맥파, 각종 파가 없는 방에 오이, 사과, 귤, 고구마를 놓고 휴대폰 위에 탐사봉을 가져가면 탐사봉이 교차(×)한다.
  이것은 오이, 사과는 힘의 크기가 60이지만 귤, 고구마는 힘의 크기가 30이므로 귤과 고구마의 힘 크기가 30에 따라가므로 탐사봉이 교차(×)하는 것이다.
- 휴대폰을 치우고 오이, 사과, 귤, 고구마 위에 탐사봉을 가져가면서 마음속으로 "내 몸에 맞습니까" 질문하면 탐사봉이 평행(=)이 된다. 즉 몸에 안 맞는다고 답한 것이다.
  여기서 귤과 고구마 때문에 안 맞는다고 하는 것이다.
- 다음은 정6각 제품을 목에 걸고 오이, 사과, 귤, 고구마 위에 탐사봉을 가져가면서 마음속으로 "내 몸에 맞습니까" 질문하면 탐사봉이 교차(×)한다. 즉 몸에 맞는다고 답한 것이다.
- 오이, 사과, 귤, 고구마를 왼손에 들고 오른손은 차트로 힘의 크기 측정하면 30이 된다.
  이것은 귤과 고구마에 30이 있기 때문이다.

④ 흰 설탕과 다른 식품들이 있을 경우

앞에서도 설명한 바 있지만 2가지 식품이 함께 있을 때 몸에 맞는지 확인하고자 하며, 두가지 물체의 힘의 크기가 30과 60, 30과 30이 함께 있을 때 힘의 크기는 어떻게 되는지 다시 한번 알아보고자 한다.

· 흰 설탕과 귤

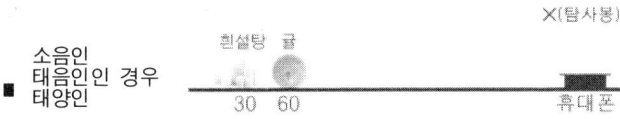

- 위 그림과 같이 수맥파, 각종 파가 없는 방에 흰 설탕과 귤을 놓고 휴대폰 위에 탐사봉을 가져가면 탐사봉이 교차(×)한다.
  이것은 흰 설탕이 체질에 맞지 않기 때문에 탐사봉이 교차(×)되는 것이다.
- 휴대폰을 치우고 흰 설탕과 귤 위에 아주 천천히 탐사봉을 가져가면서 마음속으로 "내 몸에 맞습니까" 질문하면 탐사봉이 평행(=)이 된다. 즉 몸에 안 맞는다고 답한 것이다.
  여기서 흰 설탕 때문에 안 맞는다고 하는 것이다.
- 다음은 정6각 제품을 목에 걸고 흰 설탕과 귤 위에 천천히 탐사봉을 가져가면서 "내 몸에 맞습니까" 질문하면 탐사봉이 교차(×)된다. 즉 몸에 맞는다는 답인 것이다.
- 흰 설탕과 귤을 왼손에 들고 오른손은 차트로 힘의 크기를 측정하면 30이 된다.
  이것은 귤의 힘의 크기가 60이 되더라도 흰 설탕의 힘의 크기가 30이기 때문이다.

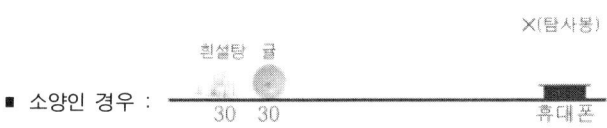

- 위 그림과 같이 수맥파, 각종 파가 없는 방바닥에 흰 설탕과 귤을 놓고 휴대폰 위에 탐사봉 가져가면 탐사봉이 교차(×)한다.

이것은 흰 설탕과 귤 때문에 탐사봉이 교차(×)하는 것이다.
- 휴대폰 치우고 흰 설탕과 귤 위에 아주 천천히 탐사봉을 가져가면서 마음속으로 "내 몸에 맞습니까" 질문하면 탐사봉이 평행(=)이 된다. 즉 몸에 안 맞는다는 답인 것이다.
　여기서 흰 설탕과 귤이 소양인에 맞지 않기 때문에 안 맞는다고 하는 것이다.
- 다음은 정6각 제품을 목에 걸고 흰 설탕과 귤 위에 아주 천천히 탐사봉 가져가면서 "내 몸에 맞습니까" 질문하면 탐사봉이 교차(×)한다. 즉 몸에 맞는다는 답인 것이다.
- 흰 설탕과 귤을 왼손에 들고 오른손은 차트로 힘의 크기 측정하면 30이 된다.
　이것은 귤과 흰설탕이 몸에 맞지 않기 때문에 30이 되는 것이다.

· 흰 설탕, 귤, 오이

- 흰 설탕과 다른 식품이 함께 있을 때 각 체질에 따른 몸의 맞는 관계와 힘의 크기 관계를 알아보고자 한다.

■ 소음인 경우 :
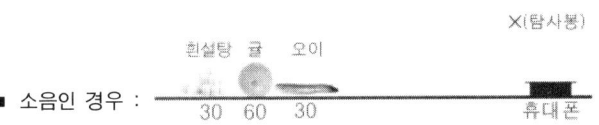

- 위 그림과 같이 수맥파 및 각종 파가 없는 방에 흰 설탕, 귤, 오이를 놓고 휴대폰 위에 아주 천천히 탐사봉을 가져가면 탐사봉이 교차(×)한다.
　이것은 흰 설탕과 오이 때문에 탐사봉이 교차(×)되는 것이다.
- 휴대폰을 치우고 흰 설탕, 귤, 오이 위에 아주 천천히 탐사봉을

가져가면서 마음속으로 "내 몸에 맞습니까" 질문하면 탐사봉이 평행(=)이 된다. 즉 몸에 안 맞는다는 답인 것이다.

이것은 흰 설탕, 오이가 몸에 안 맞기 때문이다.

- 다음은 정6각 제품을 목에 걸고 흰 설탕, 귤, 오이 위에 아주 천천히 탐사봉 가져가면서 "내 몸에 맞습니까" 질문하면 탐사봉이 교차(×)한다. 즉 몸에 맞는다는 답인 것이다.

이것은 정6각 제품에 의해 흰 설탕, 오이가 몸에 맞는 식품이 되었기 때문이다.

- 흰 설탕, 귤, 오이를 왼손에 들고 오른손은 차트로 힘의 크기를 측정하면 30이 된다.

이것은 귤의 힘의 크기가 60이 되더라도 흰 설탕과 오이의 힘 크기 30에 따라가기 때문에 30이 되는 것이다.

■ 소양인 경우 :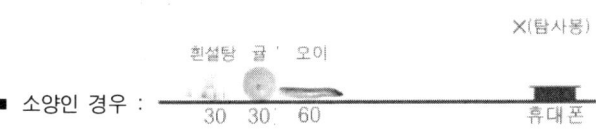

- 위 그림과 같이 수맥파 및 각종 파가 없는 방에 흰 설탕, 귤, 오이를 놓고 휴대폰 위에 아주 천천히 탐사봉을 가져가면 탐사봉이 교차(×)한다.

이것은 흰 설탕과 귤 때문에 탐사봉이 교차(×)되는 것이다.

- 휴대폰을 치우고 흰 설탕, 귤, 오이 위에 천천히 탐사봉을 가져가면서 마음속으로 "내 몸에 맞습니까" 질문하면 탐사봉이 평행(=)이 된다. 즉 몸에 안 맞는다는 답인 것이다.

이것은 백설탕, 귤이 몸에 안 맞기 때문이다.

- 다음은 정6각 제품을 목에 걸고 백설탕, 귤, 오이 위에 아주 천천히 탐사봉을 가져가면서 "내 몸에 맞습니까" 질문하면 탐사봉

이 교차(×)된다. 즉 몸에 맞는다는 답인 것이다.
- 백설탕, 귤, 오이를 왼손에 들고 오른손은 차트로 힘의 크기를 측정하면 30이 된다.
  이것은 오이가 60이 되더라도 백설탕, 귤의 힘 크기 30에 따라가기 때문에 30이 되는 것이다.

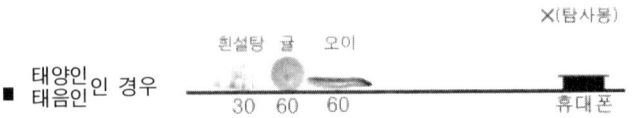

- 위 그림과 같이 수맥파 및 각종 파가 없는 방에 백설탕, 귤, 오이를 놓고 휴대폰 위에 아주 천천히 탐사봉을 가져가면 탐사봉이 교차(×)한다.
  이것은 백설탕 때문에 탐사봉이 교차(×)되는 것이다.
- 휴대폰을 치우고 백설탕, 귤, 오이 위에 천천히 탐사봉을 가져가면서 마음속으로 "내 몸에 맞습니까" 질문하면 탐사봉이 평행(=)이 된다. 즉 몸에 안 맞는다는 답인 것이다.
  이것은 백설탕이 몸에 안 맞기 때문이다.
- 다음은 정6각 제품을 목에 걸고 백설탕, 귤, 오이 위에 아주 천천히 탐사봉을 가져가면서 "내 몸에 맞습니까" 질문하면 탐사봉이 교차(×)된다. 즉 몸에 맞는다는 답인 것이다.
- 백설탕, 귤, 오이를 왼손에 들고 오른손은 차트로 힘의 크기를 측정하면 30이 된다.
  이것은 귤과 오이가 60이 되더라도 백설탕의 힘 크기 30에 따라가기 때문에 30이 되는 것이다.

· 흰 설탕, 귤, 사과

■ 소음인인 경우
　태음인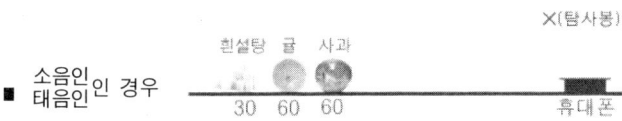

- 위 그림과 같이 수맥파, 각종 파가 없는 방에 흰 설탕, 귤, 사과를 놓고 휴대폰 위에 아주 천천히 탐사봉을 가져가면 탐사봉이 교차(×)한다.
  이것은 흰 설탕 때문에 탐사봉이 교차(×)되는 것이다.
- 휴대폰을 치우고 흰 설탕, 귤, 사과 위에 아주 천천히 탐사봉을 가져가면서 마음속으로 "내 몸에 맞습니까" 질문하면 탐사봉이 평행(=)이 된다. 즉 몸에 안 맞는다는 답인 것이다.
  이것은 흰 설탕 때문에 안 맞는다는 것이다.
- 다음은 정6각 제품을 목에 걸고 흰 설탕, 귤, 사과 위에 아주 천천히 탐사봉 가져가면서 "내 몸에 맞습니까" 질문하면 탐사봉이 교차(×)된다. 즉 몸에 맞는다는 답인 것이다.
- 흰 설탕, 귤, 사과를 왼손에 들고 오른손은 차트로 힘의 크기 측정하면 30이 된다.
  이것은 귤과 사과의 힘 크기가 60이 되더라도 흰 설탕의 힘 크기 30에 따라가기 때문이다.

■ 소양인 경우 :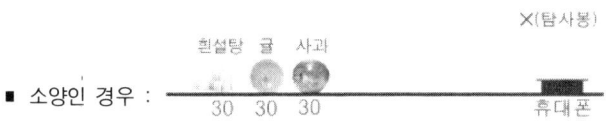

- 위 그림과 같이 수맥파, 각종 파가 없는 방에 흰 설탕, 귤, 사과를 놓고 휴대폰 위에 아주 천천히 탐사봉을 가져가면 탐사봉이

교차(×)한다.

이것은 흰 설탕, 귤, 사과 때문에 탐사봉이 교차(×)하는 것이다.

- 휴대폰을 치우고 흰 설탕, 귤, 사과 위에 아주 천천히 탐사봉을 가져가면서 마음속으로 "내 몸에 맞습니까" 질문하면 탐사봉이 평행(=)이 된다. 즉 몸에 안 맞는다는 답인 것이다.

  이것은 흰 설탕, 귤, 사과 때문에 안 맞는다는 것이다.

- 다음은 정6각 제품을 목에 걸고 흰 설탕, 귤, 사과 위에 아주 천천히 탐사봉 가져가면서 "내 몸에 맞습니까" 질문하면 탐사봉이 교차(×)된다. 즉 몸에 맞는다는 답인 것이다.

- 흰 설탕, 귤, 사과를 왼손에 들고 오른손은 차트로 힘(에너지)의 크기 측정하면 30이 된다.

  이것은 흰 설탕, 귤, 사과의 3식품의 힘(에너지)의 크기가 30이 되기 때문이다.

■ 태양인 경우 :   흰설탕 귤 사과   X(탐사봉)
                   30 60 30   휴대폰

- 위 그림과 같이 수맥파, 각종 파가 없는 방에 흰 설탕, 귤, 사과를 놓고 휴대폰 위에 아주 천천히 탐사봉을 가져가면 탐사봉이 교차(×)한다.

  이것은 설탕과 사과 때문에 탐사봉이 교차(×)되는 것이다.

- 휴대폰을 치우고 흰 설탕, 귤, 사과 위에 아주 천천히 탐사봉을 가져가면서 마음속으로 "내 몸에 맞습니까" 질문하면 탐사봉이 평행(=)이 된다. 즉 몸에 안 맞는다는 답인 것이다.

  이것은 흰 설탕과 사과 때문에 안 맞는다는 것이다.

- 다음은 정6각 제품을 목에 걸고 흰 설탕, 귤, 사과 위에 아주 천

천히 탐사봉을 가져가면서 "내 몸에 맞습니까" 질문하면 탐사봉이 교차(×)된다. 즉 몸에 맞는다는 답인 것이다.
- 흰 설탕, 귤, 사과를 왼손에 들고 오른손은 차트로 힘(에너지)의 크기 측정하면 30이 된다.
  이것은 귤의 힘 크기가 60이 되더라도 설탕, 사과의 힘 크기 30에 따라가기 때문이다.

⑤ 밀가루와 초콜릿과 다른 식품이 있을 경우

두가지 이상 식품은 몸에 맞는 것과 안 맞는 식품이 함께 있을 때 몸에 맞는지 확인하며, 두가지 식품의 힘(에너지)의 크기가 각각 30과 60이 함께 있을 경우 힘(에너지)의 크기는 어떻게 될까도 알아보고자 한다.

· 밀가루와 귤

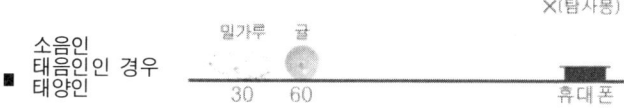

- 위 그림과 같이 수맥파, 각종 파가 없는 방에 밀가루와 귤을 놓고 휴대폰 위에 아주 천천히 탐사봉을 가져가면 탐사봉이 교차(×)한다.
  이것은 밀가루 때문에 탐사봉이 교차(×)하는 것이다.
- 휴대폰을 치우고 밀가루와 귤 위에 아주 천천히 탐사봉을 가져가면서 마음속으로 "내 몸에 맞습니까" 질문하면 탐사봉이 평행(=)이 된다. 즉 몸에 안 맞는다는 답인 것이다.
  이것은 밀가루가 몸에 안 맞기 때문이다.

- 다음은 정6각 제품을 목에 걸고 밀가루와 귤 위에 아주 천천히 탐사봉을 가져가면서 "내 몸에 맞습니까" 질문하면 탐사봉이 교차(×)한다. 즉 몸에 맞는다는 답인 것이다.
- 밀가루와 귤을 왼손에 들고 오른손은 차트로 힘(에너지)의 크기를 측정하면 30이 된다.
  이것은 밀가루의 힘(에너지)의 크기가 30이기 때문에 밀가루와 귤의 힘(에너지)의 크기가 30이 되는 것이다.

■ 소양인 경우 :

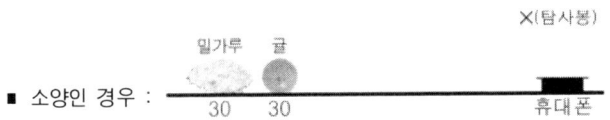

- 위 그림과 같이 수맥파, 각종 파가 없는 방에 밀가루와 귤을 놓고 휴대폰 위에 아주 천천히 탐사봉을 가져가면 탐사봉이 교차(×)한다.
  이것은 밀가루, 귤 때문에 탐사봉이 교차(×)하는 것이다.
- 휴대폰을 치우고 밀가루와 귤 위에 아주 천천히 탐사봉을 가져가면서 마음속으로 "내 몸에 맞습니까" 질문하면 탐사봉이 평행(=)이 된다. 즉 몸에 안 맞는다는 답인 것이다.
  이것은 밀가루와 귤이 몸에 안 맞기 때문이다.
- 다음은 정6각 제품을 목에 걸고 밀가루와 귤 위에 아주 천천히 탐사봉을 가져가면서 "내 몸에 맞습니까" 질문하면 탐사봉이 교차(×)한다. 즉 몸에 맞는다는 답인 것이다.
- 밀가루와 귤을 왼손에 들고 오른손은 차트로 힘(에너지)의 크기를 측정하면 30이 된다.
  즉 밀가루와 귤의 두 식품의 힘(에너지)의 크기가 30이기 때문이다.

· 밀가루, 귤, 오이

■ 소음인 경우 :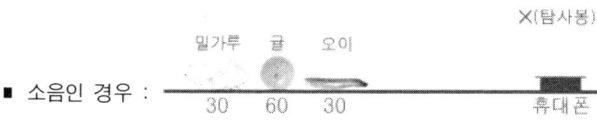

- 위 그림과 같이 수맥파, 각종 파가 없는 방에 밀가루, 귤, 오이를 놓고 휴대폰 위에 탐사봉을 가져가면 탐사봉이 교차(×)된다.
  이것은 밀가루와 오이 때문에 탐사봉이 교차(×)되는 것이다.
- 휴대폰 치우고 밀가루, 귤, 오이 위에 탐사봉을 가져가면서 마음 속으로 "내 몸에 맞습니까" 질문하면 탐사봉이 평행(=)이 된다. 즉 몸에 안 맞는다는 답인 것이다.
  이것은 밀가루, 오이가 있기 때문에 안 맞는다고 한 것이다.
- 다음은 정6각 제품을 목에 걸고 밀가루, 귤, 오이 위에 아주 천천히 탐사봉을 가져가면서 "내 몸에 맞습니까" 질문하면 탐사봉이 교차(×)된다. 즉 몸에 맞는다는 답인 것이다.
- 밀가루, 귤, 오이를 왼손에 들고 오른손은 차트로 힘의 크기 측정하면 30이 된다.
  이것은 귤의 힘의 크기가 60이 되더라도 밀가루, 오이의 힘의 크기 30에 따라가기 때문이다.

■ 소양인 경우 :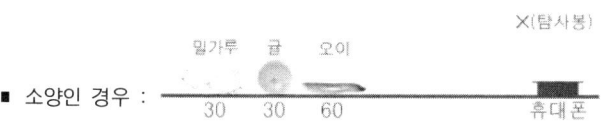

- 위 그림과 같이 수맥파, 각종 파가 없는 방에 밀가루, 귤, 오이를 놓고 휴대폰 위에 탐사봉을 가져가면 탐사봉이 교차(×)된다.
  이것은 밀가루와 귤 때문에 탐사봉이 교차(×)되는 것이다.

- 휴대폰 치우고 밀가루, 귤, 오이 위에 탐사봉을 가져가면서 마음속으로 "내 몸에 맞습니까" 질문하면 탐사봉이 평행(=)이 된다. 즉 몸에 안 맞는다는 답인 것이다.
  이것은 밀가루, 귤이 있기 때문에 안 맞는다고 한 것이다.
- 다음은 정6각 제품을 목에 걸고 밀가루, 귤, 오이 위에 아주 천천히 탐사봉을 가져가면서 "내 몸에 맞습니까" 질문하면 탐사봉이 교차(×)된다. 즉 몸에 맞는다는 답인 것이다.
- 밀가루, 귤, 오이를 왼손에 들고 오른손은 차트로 힘(에너지)의 크기 측정하면 30이 된다.
  이것은 오이의 힘의 크기가 60이 되더라도 밀가루, 귤의 힘의 크기 30에 따라가기 때문이다.

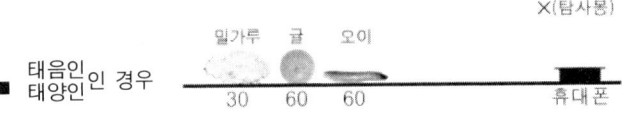

■ 태음인인 경우
  태양인

- 위 그림과 같이 수맥파, 각종 파가 없는 방에 밀가루, 귤, 오이를 놓고 휴대폰 위에 탐사봉을 가져가면 탐사봉이 교차(×)된다.
  이것은 밀가루 때문에 탐사봉이 교차(×)되는 것이다.
- 휴대폰 치우고 밀가루, 귤, 오이 위에 탐사봉을 가져가면서 마음속으로 "내 몸에 맞습니까" 질문하면 탐사봉이 평행(=)이 된다. 즉 몸에 안 맞는다는 답인 것이다.
  여기서 밀가루 때문에 안 맞는다고 한 것이다.
- 다음은 정6각 제품을 목에 걸고 밀가루, 귤, 오이 위에 아주 천천히 탐사봉을 가져가면서 "내 몸에 맞습니까" 질문하면 탐사봉이 교차(×)된다. 즉 몸에 맞는다는 답인 것이다.
- 밀가루, 귤, 오이를 왼손에 들고 오른손은 차트로 힘(에너지)의

크기 측정하면 30이 된다.
이것은 귤, 오이의 힘 크기가 60이 되더라도 밀가루의 힘 크기 30에 따라가기 때문이다.

· 초콜릿, 귤, 오이

■ 소음인 경우 :
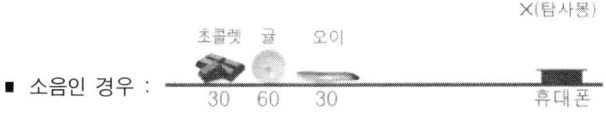

- 위 그림과 같이 수맥파, 각종 파가 없는 방에 초콜릿, 귤, 오이를 놓고 휴대폰 위에 탐사봉을 가져가면 탐사봉이 교차(×)된다.
  이것은 초콜릿, 오이 때문에 탐사봉이 교차(×)되는 것이다.
- 휴대폰 치우고 초콜릿, 귤, 오이 위에 탐사봉을 가져가면서 마음 속으로 "내 몸에 맞습니까" 질문하면 탐사봉이 평행(=)이 된다. 즉 몸에 안 맞는다는 답인 것이다.
  이것은 체질이 소음인은 초콜릿, 오이가 몸에 안 맞는 식품이기 때문이다.
- 다음은 정6각 제품을 목에 걸고 초콜릿, 귤, 오이 위에 아주 천천히 탐사봉을 가져가면서 "내 몸에 맞습니까" 질문하면 탐사봉이 교차(×)된다. 즉 몸에 맞는다는 답인 것이다.
- 초콜릿, 귤, 오이를 왼손에 들고 오른손은 차트로 힘의 크기를 측정하면 30이 된다.
  이것은 귤의 힘 크기가 60이 되더라도 초콜릿, 오이의 힘 크기 30에 따라가기 때문이다.

- 태음인 경우 :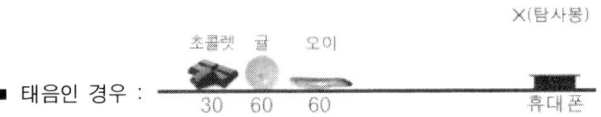

  - 위 그림과 같이 수맥파, 각종 파가 없는 방에 초콜릿, 귤, 오이를 놓고 휴대폰 위에 탐사봉을 가져가면 탐사봉이 교차(×)된다.
    이것은 초콜릿 때문에 탐사봉이 교차(×)되는 것이다.
  - 휴대폰 치우고 초콜릿, 귤, 오이 위에 탐사봉을 가져가면서 마음 속으로 "내 몸에 맞습니까" 질문하면 탐사봉이 평행(=)이 된다. 즉 몸에 안 맞는다는 답인 것이다.
    이것은 체질이 태음인은 초콜릿이 몸에 안 맞는 식품이기 때문이다.
  - 다음은 정6각 제품을 목에 걸고 초콜릿, 귤, 오이 위에 아주 천천히 탐사봉을 가져가면서 "내 몸에 맞습니까" 질문하면 탐사봉이 교차(×)된다. 즉 몸에 맞는다는 답인 것이다.
  - 초콜릿, 귤, 오이를 왼손에 들고 오른손은 차트로 힘의 크기를 측정하면 30이 된다.
    이것은 귤과 오이의 힘 크기가 60이 되더라도 초콜릿의 힘 크기 30에 따라가기 때문이다.

- 소양인 경우 :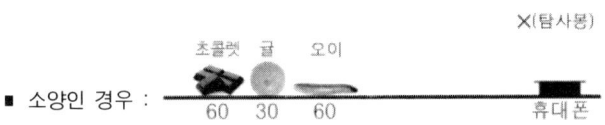

  - 위 그림과 같이 수맥파, 각종 파가 없는 방에 초콜릿, 귤, 오이를 놓고 휴대폰 위에 탐사봉을 가져가면 탐사봉이 교차(×)된다.
    이것은 귤 때문에 탐사봉이 교차(×)되는 것이다.

- 휴대폰 치우고 초콜릿, 귤, 오이 위에 탐사봉을 가져가면서 마음 속으로 "내 몸에 맞습니까" 질문하면 탐사봉이 평행(=)이 된다. 즉 몸에 안 맞는다는 답인 것이다.
  이것은 체질이 소양인은 귤이 몸에 안 맞는 식품이기 때문이다.
- 다음은 정6각 제품을 목에 걸고 초콜릿, 귤, 오이 위에 아주 천천히 탐사봉을 가져가면서 "내 몸에 맞습니까" 질문하면 탐사봉이 교차(×)된다. 즉 몸에 맞는다는 답인 것이다.
- 초콜릿, 귤, 오이를 왼손에 들고 오른손은 차트로 힘의 크기를 측정하면 30이 된다.
  이것은 초콜릿과 오이가 힘 크기가 60이 되더라도 귤의 힘 크기 30에 따라가기 때문이다.

■ 태양인 경우는 초콜릿, 귤, 오이가 맞는 식품이므로 생략한다.
즉 초콜릿, 귤, 오이의 힘의 크기가 60이 되기 때문이다.

· 초콜릿, 귤, 오이, 사과

■ 소음인 경우 :

- 위 그림과 같이 수맥파, 각종 파가 없는 방에 초콜릿, 귤, 오이, 사과를 놓고 휴대폰 위에 탐사봉을 가져가면 탐사봉이 교차(×)된다.
  이것은 초콜릿, 오이 때문에 탐사봉이 교차(×)되는 것이다.
- 휴대폰 치우고 초콜릿, 귤, 오이, 사과 위에 아주 천천히 탐사봉을 가져가면서 마음속으로 "내 몸에 맞습니까" 질문하면 탐사봉이 평행(=)이 된다. 즉 몸에 안 맞는다는 답인 것이다.

이것은 체질이 소음인 경우 초콜릿, 오이가 몸에 안 맞는 식품이기 때문이다.
- 다음은 정6각 제품을 목에 걸고 초콜릿, 귤, 오이, 사과 위에 아주 천천히 탐사봉을 가져가면서 "내 몸에 맞습니까" 질문하면 탐사봉이 교차(×)된다. 즉 몸에 맞는다는 답인 것이다.
- 초콜릿, 귤, 오이, 사과를 왼손에 들고 오른손은 차트로 힘의 크기를 측정하면 30이 된다.
  이것은 귤과 사과의 힘의 크기가 60이 되더라도 초콜릿, 오이의 힘 크기 30에 따라가기 때문이다.

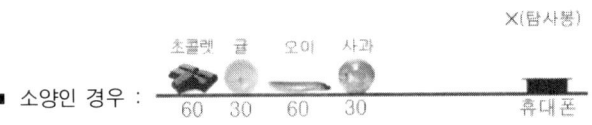

■ 소양인 경우 :

- 위 그림과 같이 수맥파, 각종 파가 없는 방에 초콜릿, 귤, 오이, 사과를 놓고 휴대폰 위에 탐사봉을 가져가면 탐사봉이 교차(×)된다.
  이것은 귤, 사과 때문에 탐사봉이 교차(×)되는 것이다.
- 휴대폰 치우고 초콜릿, 귤, 오이, 사과 위에 아주 천천히 탐사봉을 가져가면서 마음속으로 "내 몸에 맞습니까" 질문하면 탐사봉이 평행(=)이 된다. 즉 몸에 안 맞는다는 답인 것이다.
  이것은 체질이 소양인 경우 귤과 사과가 몸에 안 맞는 식품이기 때문이다.
- 다음은 정6각 제품을 목에 걸고 초콜릿, 귤, 오이, 사과 위에 아주 천천히 탐사봉을 가져가면서 "내 몸에 맞습니까" 질문하면 탐사봉이 교차(×)된다. 즉 몸에 맞는다는 답인 것이다.
- 초콜릿, 귤, 오이, 사과를 왼손에 들고 오른손은 차트로 힘의 크

기를 측정하면 30이 된다.

이것은 초콜릿, 오이의 힘 크기가 60이 되더라도 귤, 사과의 힘 크기 30에 따라가기 때문에 초콜릿, 귤, 오이, 사과의 힘 크기가 30이 되는 것이다.

■ 태음인 경우 :

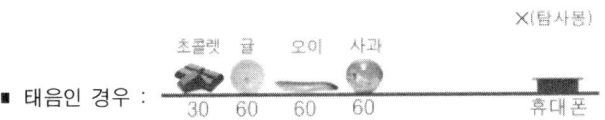

- 위 그림과 같이 수맥파, 각종 파가 없는 방에 초콜릿, 귤, 오이, 사과를 놓고 휴대폰 위에 탐사봉을 가져가면 탐사봉이 교차(×)된다.

  이것은 초콜릿 때문에 탐사봉이 교차(×)되는 것이다.
- 휴대폰 치우고 초콜릿, 귤, 오이, 사과 위에 아주 천천히 탐사봉을 가져가면서 마음속으로 "내 몸에 맞습니까" 질문하면 탐사봉이 평행(=)이 된다. 즉 몸에 안 맞는다는 답인 것이다.

  이것은 체질이 태음인 경우 초콜릿이 몸에 안 맞는 식품이기 때문이다.
- 다음은 정6각 제품을 목에 걸고 초콜릿, 귤, 오이, 사과 위에 아주 천천히 탐사봉을 가져가면서 "내 몸에 맞습니까" 질문하면 탐사봉이 교차(×)된다. 즉 몸에 맞는다는 답인 것이다.
- 초콜릿, 귤, 오이, 사과를 왼손에 들고 오른손은 차트로 힘의 크기를 측정하면 30이 된다.

  이것은 귤, 오이, 사과의 힘 크기가 60이 되더라도 초콜릿의 힘 크기 30에 따라가기 때문에 초콜릿, 귤, 오이, 사과의 힘 크기가 30이 되는 것이다.

■ 태양인 경우 :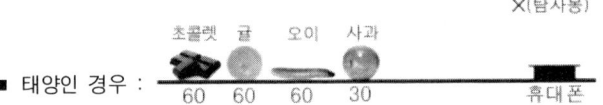

- 위 그림과 같이 수맥파, 각종 파가 없는 방에 초콜릿, 귤, 오이, 사과를 놓고 휴대폰 위에 탐사봉을 가져가면 탐사봉이 교차(×)된다.
이것은 사과 때문에 탐사봉이 교차(×)되는 것이다.
- 휴대폰 치우고 초콜릿, 귤, 오이, 사과 위에 아주 천천히 탐사봉을 가져가면서 마음속으로 "내 몸에 맞습니까" 질문하면 탐사봉이 평행(=)이 된다. 즉 몸에 안 맞는다는 답인 것이다.
이것은 체질이 태양인 경우 사과가 몸에 안 맞는 식품이기 때문이다.
- 다음은 정6각 제품을 목에 걸고 초콜릿, 귤, 오이, 사과 위에 아주 천천히 탐사봉을 가져가면서 "내 몸에 맞습니까" 질문하면 탐사봉이 교차(×)된다. 즉 몸에 맞는다는 답인 것이다.
- 초콜릿, 귤, 오이, 사과를 왼손에 들고 오른손은 차트로 힘의 크기를 측정하면 30이 된다.
이것은 초콜릿, 귤, 오이의 힘의 크기가 60이 되더라도 사과의 힘 크기 30에 따라가기 때문에 초콜릿, 귤, 오이, 사과의 힘 크기가 30이 되는 것이다.

실험결과 체질이 맞는 식품이 있어도 맞지 않는 식품이 있으면 맞지 않는 식품에 따라가는 것임을 알 수 있다.

⑥ 물김치, 배추김치, 김치찌개

앞의 이론을 이용하여 물김치, 배추김치, 김치찌개가 몸에 맞는지 안 맞는지 알아보자.

· 물김치

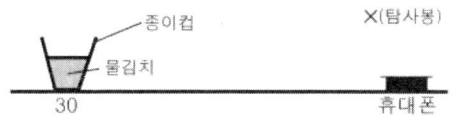

- 위 그림과 같이 수맥파, 각종 파가 없는 방에 물김치를 넣은 종이컵을 놓고 휴대폰 위에 아주 천천히 탐사봉을 가져가면 탐사봉이 교차(×)한다. (아래 첫 번째 사진)
  이것은 물김치 속에 물과 소금이 들어가 있기 때문에 탐사봉이 교차(×)된다고 본다.
- 휴대폰을 치우고 물김치 위에 아주 천천히 탐사봉을 가져가면서 마음속으로 "내 몸에 맞습니까" 질문하면 탐사봉이 평행(=)이 된다. 즉 몸에 안 맞는다고 답한 것이다. (아래 두 번째 사진)
  이것은 김치 속에 몸에 맞지 않는 식품이 들어가 있기 때문이다.
- 다음은 정6각 제품을 목에 걸고 물김치 위에 아주 천천히 탐사봉을 가져가면서 "내 몸에 맞습니까" 질문하면 탐사봉이 교차(×)한다. (아래 세 번째 사진)
  즉 몸에 맞는다는 답인 것이다.
- 물김치를 왼손에 들고 오른손은 차트로 힘의 크기 측정하면 30이 된다. (아래 네 번째 사진)
  이것은 물김치 속에 몸에 맞는 식품이 있어도 몸에 맞지 않는 식품의 힘 크기 30에 따라가기 때문에 30이 되는 것이다.

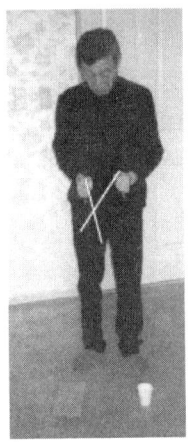 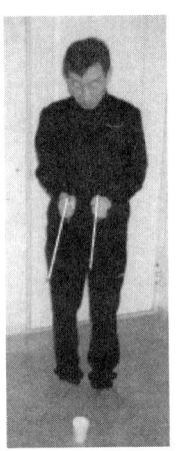 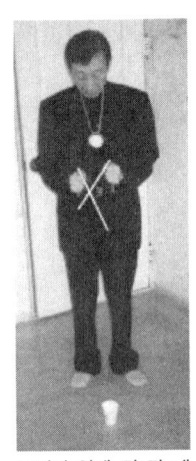 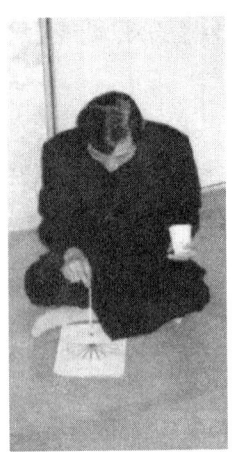

앞 실험에서 물김치 우측 휴대폰 위에 탐사봉이 교차(×)하는 모습

물김치 위에 몸에 안 맞는다고 탐사봉이 평행(=)이 되는 모습

물김치 앞에 정6각 제품을 목에 걸었을 때 몸에 맞는다고 탐사봉이 교차(×)하는 모습

물김치를 왼손에 들고 오른손으로 차트에 힘의 크기 측정하는 모습

· 배추김치

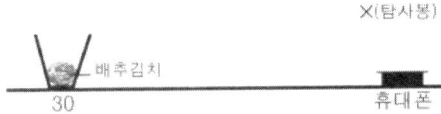

- 위 그림과 같이 수맥파, 각종 파가 없는 방에 배추김치를 넣은 종이컵을 놓고 휴대폰 위에 아주 천천히 탐사봉을 가져가면 탐사봉이 교차(×)한다.

  이것은 배추김치 속에 물과 소금들이 들어 있기 때문에 탐사봉이 교차(×)하는 것이다.

- 휴대폰을 치우고 배추김치 위에 아주 천천히 탐사봉을 가져가면서 마음속으로 "내 몸에 맞습니까" 질문하면 탐사봉이 평행(=)이 된다. 즉 몸에 안 맞는다고 답한 것이다.

  이것은 체질로 보면 소음인, 태음인은 배추가 몸에 맞지 않는 식품이고 태양인, 소양인은 배추가 몸에 맞는 식품이지만 소금과 물이 들어가면 맞지 않는 식품이 되는 것이다.
- 다음은 정6각 제품을 목에 걸고 배추김치 위에 아주 천천히 탐사봉을 가져가면서 "내 몸에 맞습니까" 질문하면 탐사봉이 교차(×)한다.
즉 몸에 맞는다는 답인 것이다.
- 배추김치를 왼손에 들고 오른손은 차트로 힘의 크기 측정하면 30이 된다.
이것은 배추김치 속에 몸에 맞는 식품이 있어도 몸에 맞지 않는 식품의 힘 크기 30에 따라가기 때문에 30이 되는 것이다.

· 김치찌개

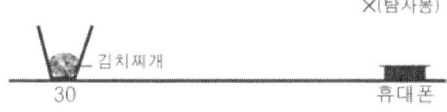

- 위 그림과 같이 수맥파, 각종 파가 없는 방에 김치찌개를 넣은 종이컵을 놓고 휴대폰 위에 아주 천천히 탐사봉을 가져가면 탐사봉이 교차(×)된다.
이것은 김치찌개 속에 물과 소금 등이 들어가 있기 때문에 탐사봉이 교차(×)되는 것이다.
- 휴대폰을 치우고 김치찌개 위에 아주 천천히 탐사봉을 가져가면서 마음속으로 "내 몸에 맞습니까" 질문하면 탐사봉이 평행(=)이 된다. 즉 몸에 안 맞는다고 답한 것이다.
이것은 각 체질이 몸에 맞지 않는 식품이 들어가 있기 때문이다.
- 다음은 정6각 제품을 목에 걸고 김치찌개 위에 아주 천천히 탐사봉을 가져가면서 "내 몸에 맞습니까" 질문하면 탐사봉이 교차

(×)한다. 즉 몸에 맞는다는 답인 것이다.
- 김치찌개를 왼손에 들고 오른손은 차트로 힘의 크기를 측정하면 30이 된다.
  여기서 힘의 크기 값이 30은 우리 몸에 맞지 않는 식품이 들어가서 30이 되는 것이다.

위의 실험결과 몸에 맞지 않는 식품은 차트에 의한 힘 크기 값이 30이다. 몸에 맞는 식품은 차트에 의한 힘의 크기 값은 60이 된다.
그러므로 정6각 제품에 의해 맞지 않는 식품을 맞는 식품으로 하여 먹을 수 있다는 것을 알 수 있었다.

⑦ 산성물과 알칼리성물

산성물과 알칼리성물이 몸에 맞는지 확인하고 산성물과 알칼리성물의 힘의 크기 관계도 알아본다.

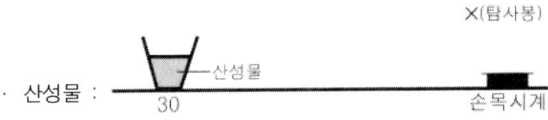

- 위 그림과 같이 수맥파, 각종 파가 없는 방에 산성물이 들어있는 종이컵을 놓고 손목시계 위에 아주 천천히 탐사봉을 가져가면 탐사봉이 교차(×)한다.
  즉 산성물이 ⊖에너지를 가지고 있음을 알 수 있다.
- 다음은 시계를 치우고 산성물 위에 아주 천천히 탐사봉을 가져가면서 마음속으로 "내 몸에 맞습니까" 질문하면 탐사봉이 평행(=)이 된다.

즉 몸에 안 맞는다고 답한 것이다.

이것은 체질이 소음인 경우 몸에 맞지 않는 식품이기 때문이다. 다른 체질인 경우도 마찬가지이다.

- 다음은 정6각 제품을 목에 걸고 산성물 위에 아주 천천히 탐사봉을 가져가면서 "내 몸에 맞습니까" 질문하면 탐사봉이 교차(×)한다. 즉 몸에 맞는다는 답인 것이다.
- 산성물이 있는 종이컵을 왼손에 들고 오른손은 차트로 힘의 크기 측정하면 30이 된다.

여기서 힘의 크기 값이 30은 우리 몸에 맞지 않는 산성물이라는 것이다.

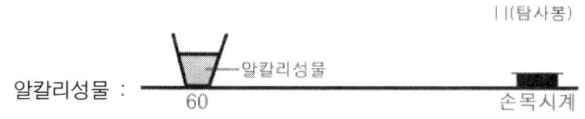

- 위 그림과 같이 수맥파, 각종 파가 없는 방에 알칼리성물이 들어 있는 종이컵을 놓고 시계 위에 아주 천천히 탐사봉을 가져가면 탐사봉이 평행(=)이 된다.

즉 알칼리성물이 ⊕에너지를 가지고 있음을 알 수 있다.

- 다음은 시계를 치우고 알칼리성물 위에 아주 천천히 탐사봉을 가져가면서 마음속으로 "내 몸에 맞습니까" 질문하면 탐사봉이 교차(×)한다. 즉 몸에 맞는다고 답한 것이다.

이것은 체질이 소음인 경우 몸에 맞는 알칼리성물이기 때문이다. 다른 체질인 경우도 마찬가지이다.

- 다음은 정6각 제품을 목에 걸고 알칼리성물 위에 아주 천천히 탐사봉을 가져가면서 "내 몸에 맞습니까" 질문하면 탐사봉이 교차(×)된다. 즉 몸에 맞는다는 답인 것이다.

- 알칼리성물을 왼손에 들고 오른손은 차트로 힘의 크기 측정하면 60이 된다.
  여기서 힘의 크기 값이 60은 우리 몸에 맞는 알칼리성물임을 알 수 있다.

⑧ 산성물과 알칼리성물을 혼합했을 때

산성물과 알칼리성물을 혼합했을 때 몸에 맞는지 확인하고 또 힘의 크기가 30과 60이 함께 있을 때 힘의 크기는 어떻게 되는지 알아보고자 한다.

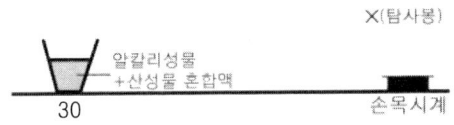

- 위 그림과 같이 수맥파, 각종 파가 없는 방에 알칼리성물과 산성물의 혼합물이 들어있는 종이컵을 놓고 손목시계 위에 아주 천천히 탐사봉을 가져가면 탐사봉이 교차(×)된다.
  즉 알칼리성물과 산성물의 혼합물에서 탐사봉이 교차(×)되는 것은 아직 산성물이 섞여 있기 때문이다.
- 다음은 시계를 치우고 알칼리성물과 산성물의 혼합물 위에 아주 천천히 탐사봉을 가져가면서 마음속으로 "내 몸에 맞습니까" 질문하면 탐사봉이 평행(=)이 된다.
  즉 몸에 안 맞는다고 답한 것이다.
  이것은 몸에 맞지 않는 산성물이 들어있기 때문이다.
- 다음은 정6각 제품을 목에 걸고 알칼리성물과 산성물의 혼합물 위에 아주 천천히 탐사봉을 가져가면서 "내 몸에 맞습니까" 질

문하면 탐사봉이 교차(×)한다. 즉 몸에 맞는다는 답인 것이다.
- 산성물과 알칼리성물의 혼합물이 든 종이컵을 왼손에 들고 오른손은 차트로 힘의 크기 측정하면 30이 된다.
  여기서 힘의 크기 값이 30은 산성물이 혼합했기 때문이다.

⑨ ⊖산성물과 ⊕산성물을 혼합했을 때

⊖ 산성물과 ⊕산성물을 혼합했을 때 몸에 맞는지 확인하고 또 힘의 크기가 30과 60이 함께 있을 때 힘의 크기는 어떻게 되는지 알아보고자 한다.

· ⊖산성물과 ⊕산성물 혼합액

① [그림: ⊖산성물이 정6각 제품 위에 있음 → ⊕산성물]

- ⊖산성물을 정6각 제품 위에 20분 동안 놓아두면 ⊕산성물이 되는 그림

② [그림: -산성물 30 + +산성물 60 → -산성물과 +산성물 혼합액]

- ⊖산성물과 ⊕산성물을 1:1로 혼합한 혼합물을 즉시 왼손에 들고 오른손은 차트로 힘의 크기 측정하면 30이 된다.
- 즉시 두 혼합한 혼합물 위에 탐사봉 가져가면서 "내 몸에 맞습니까" 질문하면 탐사봉이 평행(=)이 된다. 즉 안 맞는다는 답인

것이다.

이것은 ⊖산성물이 있기 때문이다.

위 실험은 5분 내에 실시한다.

- 20분 후 ⊕산성물과 ⊖산성물의 두 혼합물 위에 아주 천천히 탐사봉을 가져가면서 "내 몸에 맞습니까" 질문하면 탐사봉이 교차(×)한다.

즉 몸에 맞는다는 답인 것이다.

- 20분이 지난 혼합물이 들어 있는 종이컵을 왼손에 들고 오른손은 차트로 힘의 크기 측정하면 60이 된다.

여기서 힘의 크기 값이 60은 우리 몸에 맞는 혼합물이 되었음을 알 수 있다.

즉 정6각 제품에 의한 ⊕산성물은 ⊖산성물을 ⊕산성물로 되게 한 것이다.

⊖산성물이 ⊕산성물이 안되면 힘의 크기 값은 30이 되는 것이다.

이 때 몸에 맞느냐고 질문하면 몸에 안 맞는다고 답하게 된다.

제3장 각종 실험 내용

1. 몸의 내부 힘 크기 측정법

- 수맥파, 각종 파가 없는 방에 우측사진과 같이 앉는 자세로 왼손은 아무 것도 없이 오므려 쥐고 오른손으로 진자를 차트 위에 3cm 정도로 하여 50에 있는 선을 중심으로 上下로 움직이게 하여 아무 생각없이 잠시 있으면 0 숫자 있는 선으로 이동하여 좌우로 움직이게 되면 힘의 크기는 0 임을 알 수 있다.

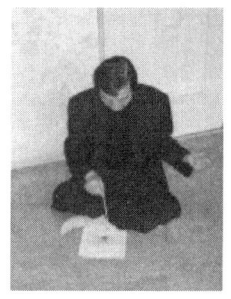

- 우측사진과 같이 앉은 자세로 왼손을 무릎 위에 얹어 놓고 오른손으로 진자를 차트 위에 3cm 정도로 하여 50에 있는 선을 중심으로 上下로 움직이게 하여 아무 생각없이 계속 있으면 30 숫자에 와서 계속 上下로 움직이면 몸 내부의 힘 크기는 30이 되는 것이다.

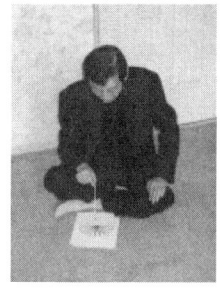

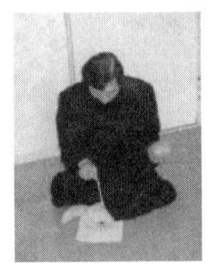 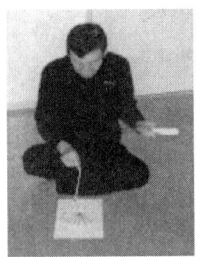

- 위 사진과 같이 앉은 자세로 왼손에 감자나 오이를 각각 들고 오른손으로 진자를 차트 위에 3cm 정도로 하여 50 숫자에 있는 선을 중심으로 上下로 움직이게 하여 계속 있으면 감자는 60 숫자에서 上下로 계속 움직이고 오이는 30 숫자에서 上下로 계속 움직이면 감자의 힘 크기는 60이고 오이의 힘 크기는 30이다.

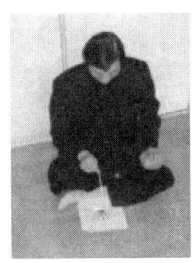 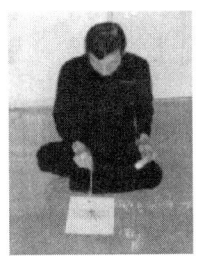

- 위 사진과 같이 앉은 자세로 왼손에 감자와 오이를 각각 쥐어 왼쪽 무릎 위에 얹어 놓고 오른손으로 진자를 차트 위에 3cm 정도로 하여 50에 있는 숫자의 선을 중심으로 上下로 움직이게 하여 계속 있으면 감자와 오이는 30과 15 숫자에 와서 上下로 계속 움직이면 감자와 오이의 힘 크기가 30과 15이다.

위 실험은 체질이 소음인 경우 감자와 오이 힘의 크기 30, 15이고 소양인은 감자 15, 오이는 30, 태음인, 태양인은 감자 30, 오이 30이다.

- 우측사진과 같이 앉은 자세로 정6각 제품을 목에 걸고 왼손은 아무 것도 없이 쥐고 있고 오른손으로 진자를 차트 위에 3cm 정도로 하여 50 숫자에 있는 선을 중심으로 上下로 움직이게 하여 아무 생각없이 잠시 있으면 0 숫자 있는 선으로 이동하여 좌우로 움직이게 되면 힘의 크기는 0임을 알 수 있다.

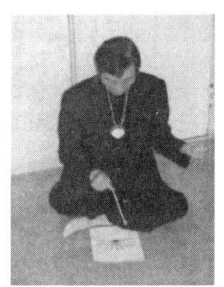

- 우측사진과 같이 앉은 자세로 정6각 제품을 목에 걸고 왼손은 왼쪽 무릎 위에 얹어 놓고 오른손으로 진자를 차트 위에 3cm 정도로 하여 50 숫자에 있는 선을 중심으로 上下로 움직이게 하여 계속 있으면 60 숫자에 와서 계속 上下로 움직이면 몸 내부 힘의 크기는 60이 된다.

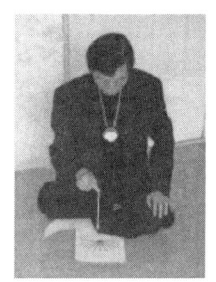

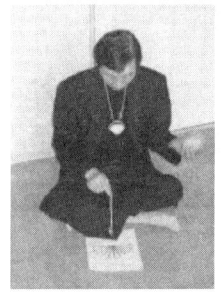 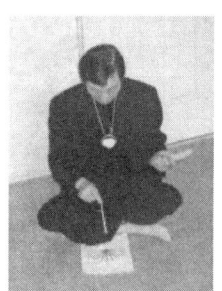

- 위 사진과 같은 자세로 정6각 제품을 목에 걸고 왼쪽에 감자나 오이를 각각 들고 오른손으로 진자를 차트 위에 3cm 정도로 하여 50 숫자에 있는 선을 중심으로 上下로 움직이게 하여 계속

있으면 감자는 60 숫자에서 上下로 계속 움직이고 오이도 60 숫자에서 上下로 계속 움직이면 감자와 오이의 힘 크기 값은 각각 60이 된다.

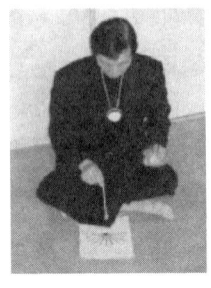 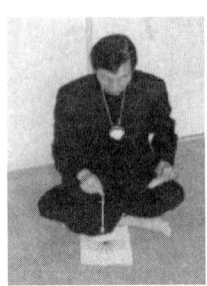

- 위 사진과 같은 자세로 정6각 제품을 목에 걸고 왼손에 감자나 오이를 각각 왼쪽 무릎 위에 얹어 놓고 오른손으로 진자를 차트 위에 3cm 정도 높이로 하여 50 숫자에 있는 선을 중심으로 上下로 움직이게 하여 계속 있으면 감자나 오이는 60 숫자에 와서 上下로 계속 움직이면 감자와 오이의 힘 크기 값은 60이다.
  단 정6각 제품은 몸에 닿아야 한다. 목에 걸고 몸과 사이가 떨어지면 역할이 부족해진다.

위 실험결과 왼손에 아무 것도 들고 있지 않으면 힘의 크기 값은 0이며 왼손에 들고 있으면 들고 있는 물체의 힘 크기를 알 수 있다. 감자와 오이의 힘 크기는 감자 60, 오이 30을 가리킨다. 그러니까 왼손은 꼭 물체가 있을 때 그 물체의 힘 크기 값을 알려주는 역할을 한다.
  그리고 왼손을 왼쪽 무릎에 대면 우리 몸의 내부 힘 크기를 알 수 있게 하여 준다.
  다시 論하면 과일에 따라 힘의 크기가 30이 되고 60이 될 때 힘의 크기가 30이 되면 몸에 안 맞는 식품이거나 과일이고 힘의 크기가 60

이면 몸에 맞는 식품이거나 과일임을 알 수 있다.

　힘의 크기가 30이 되면 몸에 안 맞으니 면역력이 약해진다고 할 수 있고 힘의 크기가 60이면 몸에 맞으니 면역력이 정상이라고 할 수 있다.

　그러나 차트에 의해 각 과일과 식품들의 힘의 크기가 30, 60은 몸에 맞는 식품과 안 맞는 식품만 알 수 있을 뿐이다. 즉 각 체질을 구별할 수 있을 뿐이었다.

　몸 내부의 힘 크기를 알 수는 없을까. 그래서 연구한 결과 앞의 실험방법을 고안한 것이다. 즉 왼손을 무릎에 대고 오른손으로 차트로 힘의 크기 값을 알아보면 30이 몸 내부 힘 크기 값임을 알 수 있었다.

　방에서 나오는 양기, 음기, 각종 유해파를 차단하고 과일의 힘의 크기가 30, 60이 되는 것을 왼손에 쥐고 무릎 위에 얹어 놓아 몸 내부의 힘 크기를 확인하여 보면 과일의 힘 크기가 15이거나 30이 되어 30을 넘지 못한다.

　왜냐하면 몸에는 소금, 당분 뿐만 아니라 몸에 맞지 않는 식품과 우리 몸에 맞지 않는 70%의 물로 구성되어 있고 물을 수시로 마시고 있기 때문에 항상 몸의 힘 크기는 30을 유지하여 주므로 아무리 몸에 맞는 식품을 먹어도 몸 안에 들어가면 몸의 힘 크기는 30이므로 항상 면역력은 약한 상태에서 살아가고 있는 것이다.

　다음은 우리가 식사 1시간 전과 식사시간 후 힘의 크기를 알아보면 우리 몸의 힘 크기는 식사하기 1시간 전 양기와 유해파 차단(중화) 후에 왼손을 왼쪽 무릎에 얹어 놓고 오른손으로 차트로 힘의 크기를 확인하여 보면 30이고 식사 1시간 후에도 힘의 크기는 30임을 알 수 있다. 그래서 해결방법은 정6각 제품을 목에 걸고 힘의 크기가 15이거나 30이 되는 과일을 왼쪽 손에 쥐고 왼쪽 무릎에 얹어 놓고 오른손으로 차트에 의해 힘 크기를 확인하면 60이 되는 것으로 보아 우리 몸의 내부 면역력을 음식이 맞거나 안 맞는 음식을 먹더라도 정6각 제품으로 우리 몸의 힘 크기를 60으로 유지하게 되었다.

사실 지금까지 우리 몸의 면역력이 얼마의 값으로 존재하는지 알 수 없었다. 즉 몸에 맞는 식품이나 안 맞는 식품이나 몸에 갖고 있는 힘의 크기는 30이므로 그저 그런가보다 생각하고 있었다.

정6각 에너지가 발견됨으로써 우리 몸의 면역력이 약한 상태에서 살고 있었음을 알 수 있었다. 여기서 몸의 내부의 힘 크기 숫자가 크면 면역력이 강하고 숫자가 적으면 면역력이 약함을 이해하면 된다.

그리고 정6각 제품에 의해 60의 숫자가 정상 면역력을 유지할 수 있다고 보는 바이다.

따라서 정6각 제품을 항상 몸에 지니고 다닐 필요가 있다고 본다.

2. 조흥식 line, 양기, 음기, 정6각 에너지 비교

① 조흥식 line

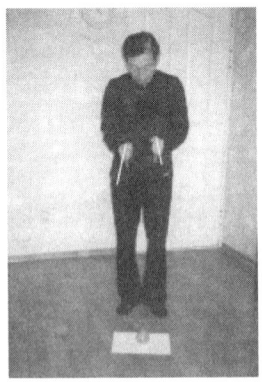 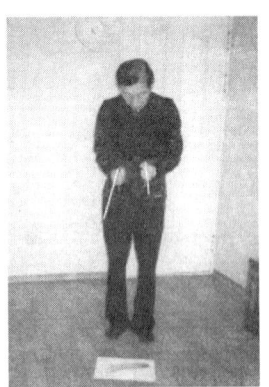

- 위 사진과 같이 체질이 소음인 실험자가 조흥식 line 제품을 놓은 방바닥 좌측에 감자와 오이를 각각 놓고 탐사봉을 감자와 오이 위에 가져가면서 "내 몸에 맞습니까" 질문하면 탐사봉이 평

행(=)이 된다. 즉 안 맞는다는 답이다.

- 우측사진과 같이 조흥식 line 제품을 놓은 방 바닥 좌측에 물을 넣은 종이컵 위에 탐사봉을 가져가면서 "내 몸에 맞습니까" 질문하면 탐사봉이 평행(=)이 된다. 즉 안 맞는다는 답이다.

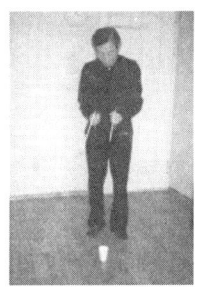

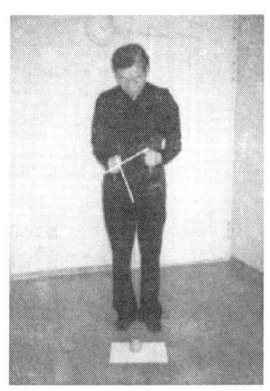
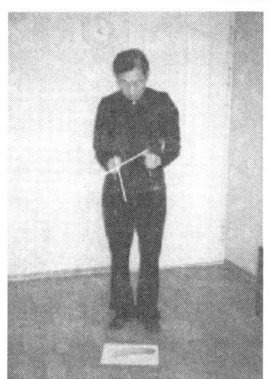

- 위 사진과 같이 조흥식 line이 있는 방바닥에 이번에는 정6각 제품을 옷 속에 걸고 감자와 오이를 각각 놓고 탐사봉을 감자와 오이 위에 가져가면서 "내 몸에 맞는가" 질문하면 탐사봉이 교차(×)되는 것으로 보아 맞는다고 답한 것이다.

- 오른쪽 사진과 같이 조흥식 line이 있는 방바닥에 앉아서 왼손을 무릎에 얹어 놓고 오른손으로 차트에 의해 힘의 크기 측정하면 30이 된다.

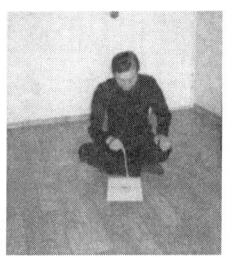

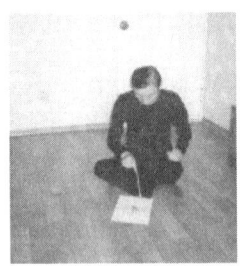 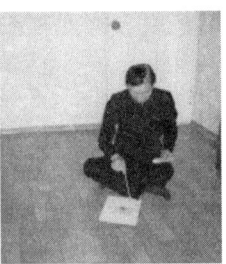

- 위 사진과 같이 조흥식 line이 있는 방에서 감자와 오이를 왼손에 쥐고 무릎에 얹어 놓고 오른손으로 차트에 의한 힘의 크기를 측정하면 감자는 15이고 오이는 7.5이다.

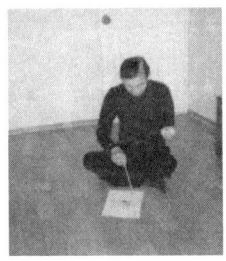 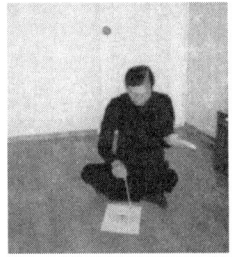

- 위 사진과 같이 조흥식 line이 있는 방에서 감자와 오이를 왼손에 들고 오른손으로 차트에 의한 힘의 크기는 감자는 30이고 오이는 15이다.

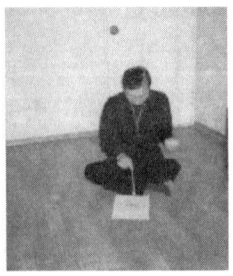 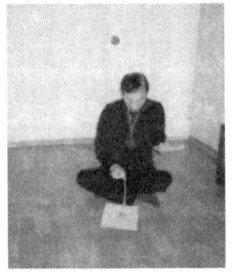

- 위 사진과 같이 조흥식 line이 있는 방에서 목에 정6각 제품을 걸고 감자와 오이를 왼손에 들고 오른손으로 차트에 의한 힘의 크기는 감자 60이고 오이도 60이다.

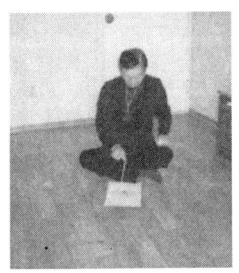 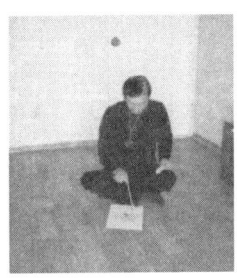

- 위 사진과 같이 왼손에 감자와 오이를 쥐고 무릎에 얹어 놓고 오른손으로 차트에 의한 힘의 크기는 감자 60, 오이도 60이다. 이 때 정6각 제품을 목에 걸었을 때이다.

② 양기(陽氣)

- 오른쪽 사진과 같이 양기가 있는 방에 앉아서 왼손에 아무것도 안들고 손을 쥔 상태에서 오른손은 차트로 힘의 크기는 0이다.

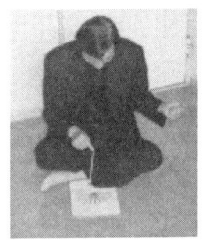

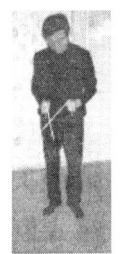

- 왼쪽 사진과 같이 양기가 있는 방에 감자를 놓고 탐사봉을 사진 위에 가져가면서 "내 몸에 맞습니까" 질문하면 탐사봉이 교차(×)된다. 즉 맞는다는 답인 것이다.

- 오른쪽 사진과 같이 양기가 있는 방에 종이컵에 물을 넣고 탐사봉을 물컵 위에 가져가면서 "내 몸에 맞습니까" 질문하면 탐사봉이 교차(×)된다. 즉 맞는다는 답이다.

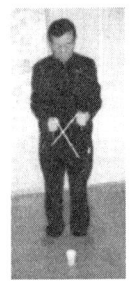

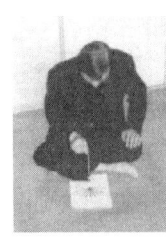

- 왼쪽 사진과 같이 양기가 있는 방에 앉아서 왼손을 무릎에 얹어 놓고 오른손은 차트로 힘의 크기를 보면 60이다.

- 오른쪽 사진과 같이 양기가 있는 방에 앉아서 힘의 크기가 60인 감자를 왼손에 들고 오른손으로는 차트로 힘의 크기를 보면 60이다.

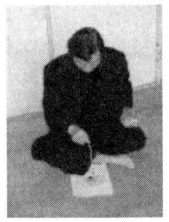

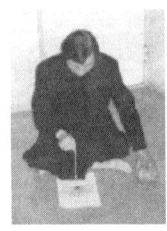

- 좌측 사진과 같이 양기가 있는 방에 앉아서 감자를 왼손에 쥐고 방바닥에 놓고 오른손으로 힘의 크기 측정하면 60이다.

- 오른쪽 사진과 같이 양기가 있는 방에 앉아서 감자를 왼손에 쥐고 왼쪽 무릎에 놓고 오른손으로 힘의 크기 측정하면 60이다.

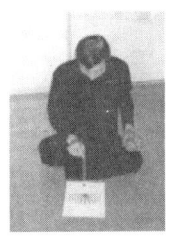

③ 조흥식 양기(陽氣)

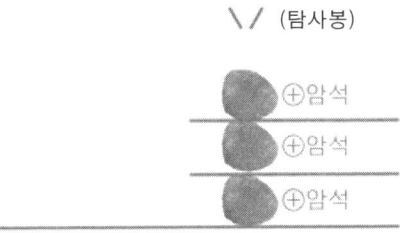

- 방에 있는 양기, 각종 에너지파를 금속, 손목시계로 차단하고 위의 그림과 같이 ⊕암석을 3층으로 하여 암석 사이에 흰 종이로 끼운 다음 방에서 탐사봉을 ⊕암석 위에 가져가면 탐사봉이 양쪽으로 벌어(∨)짐으로써 양기가 존재하게 된다. 이 때 양기를 인공적으로 만들었다 하여 발견자의 이름을 넣어 조흥식 양기라고 하였다.
- 조흥식 양기로 다음과 같이 실험하고자 한다.
· 방에 있는 양기, 각종 파를 중화하고 조흥식 양기가 존재하는 방에 오이를 놓고 탐사봉으로 오이 위에 가져가면서 "오이가 내 몸에 맞습니까" 하고 질문하면 탐사봉이 교차(×)된다. 즉 몸에 맞는다는 답변인 것이다.
· 조흥식 양기가 존재하는 방에서 왼손으로 사과를 들고 오른손으로 차트로 힘의 크기 확인하면 60이다.

- 조홍식 양기가 존재하는 방에서 왼손으로 오이를 들고 오른손으로 차트로 힘의 크기 확인하면 60이다.
- 조홍식 양기가 존재하는 방에 사과를 왼손에 쥐고 왼쪽 무릎에 놓고 힘의 크기 확인하면 60이다.
- 조홍식 양기가 존재하는 방에 오이를 왼손에 쥐고 왼쪽 무릎에 놓고 힘의 크기 확인하면 60이다.
- 조홍식 양기가 존재하는 방에서 왼손만 왼쪽 무릎에 놓고 힘의 크기 확인하면 60이다.

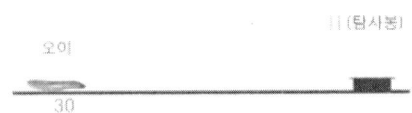

조홍식 양기가 존재하는 방에서 위 그림과 같이 오이와 핸드폰에 흰 종이를 덮고 그 위에 탐사봉 가져가면 탐사봉이 평행(=)이 된다.

이것은 힘의 크기 30인 오이가 조홍식 양기에 의해 힘의 크기 60인 오이가 되었다는 뜻이다.

④ 조홍식 음기

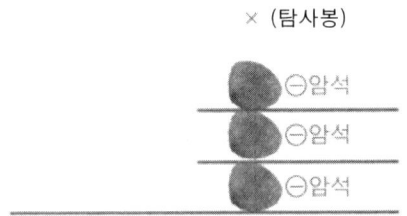

- 방에 있는 양기, 각종 에너지파를 금속 또는 손목시계로 중화하고 위 그림과 같이 ⊖암석을 3층으로 하여 암석 사이에 흰 종이

를 끼운 다음 방에서 탐사봉을 암석 위에 가져가면 탐사봉이 교차(×)되므로 음기가 존재하게 된다. 이 때 음기를 인공적으로 만들었다 하여 발견자의 이름을 넣어 조홍식 음기라고 하였다.
- 조홍식 음기로 다음과 같이 실험하고자 한다.
· 방에 있는 양기, 각종 파를 중화하고 조홍식 음기가 존재하는 방에 사과를 놓고 탐사봉으로 사과 위에 가져가면서 "사과가 내 몸에 맞습니까" 하고 질문하면 탐사봉이 평행(=)이 된다. 즉 몸에 안 맞는다는 답인 것이다.
· 조홍식 음기가 있는 방에서 왼손으로 사과를 들고 오른손으로 차트로 힘의 크기 확인하면 30이 된다.
· 조홍식 음기가 있는 방에서 왼손으로 오이를 들고 오른손으로 차트로 힘의 크기 확인하면 15가 된다.
· 조홍식 음기가 존재하는 방에서 사과를 왼손에 쥐고 왼쪽 무릎에 놓고 힘의 크기 확인하면 15가 된다.
· 조홍식 음기가 존재하는 방에서 오이를 왼손에 쥐고 왼쪽 무릎에 놓고 힘의 크기 확인하면 7.5이다.
· 조홍식 음기가 있는 방에 왼손을 왼쪽 무릎에 놓고 힘의 크기 확인하면 15이다.

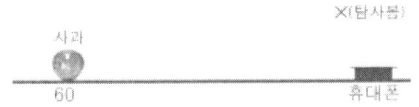

조홍식 음기가 있는 방에 위 그림과 같이 사과와 핸드폰에 흰 종이를 덮고 그 위에 탐사봉 가져가면 탐사봉이 교차(×)한다.
이것은 힘의 크기 60인 사과가 힘의 크기 30인 사과가 되었다는 뜻이다.

⑤ 정6각 에너지

- 오른쪽 사진과 같이 정6각 에너지가 존재하는 방에서 왼손은 아무것도 안들고 쥔 상태에서 오른손은 차트로 힘의 크기 확인하면 0이다.

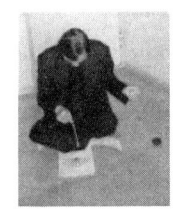

- 오른쪽 사진과 같이 정6각 에너지가 있는 방에 감자를 놓고 탐사봉을 감자 위에 가져가면서 "내 몸에 맞습니까" 질문하면 탐사봉이 교차(×)한다. 즉 맞는다는 답이다.

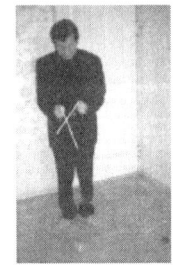

- 오른쪽 사진과 같이 정6각 에너지가 있는 방에 종이컵 속에 물을 넣고 탐사봉을 물컵 위에 가져가면서 "내 몸에 맞습니까" 질문하면 탐사봉이 교차(×)한다. 즉 맞는다는 답이다.

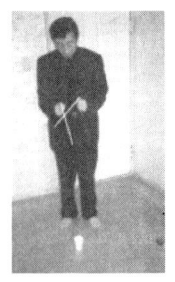

- 오른쪽 사진과 같이 정6각 에너지파가 있는 방에 앉아서 왼손은 왼쪽 무릎에 얹어 놓고 오른손은 차트로 힘의 크기 확인하면 60이다.

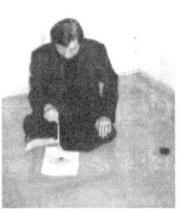

- 오른쪽 사진과 같이 정6각 에너지파가 있는 방에 앉아서 힘의 크기가 60인 감자를 왼손으로 들고 오른손은 차트로 힘의 크기 확인하면 60이다.

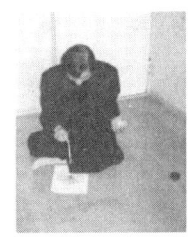

- 오른쪽 사진과 같이 정6각 에너지파가 있는 방에 앉아서 힘의 크기가 60인 감자를 왼손에 쥐고 무릎에 얹어 놓고 오른손은 차트로 힘의 크기를 확인하여 보면 60이 된다.

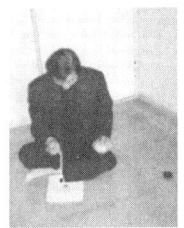

- 오이를 들고 무릎에 놓았을 때 힘의 크기 60이다.

위의 실험결과 조흥식 line에서 힘의 크기가 소음인 체질에서 60인 감자가 힘의 크기가 60이어야 하는데 힘의 크기가 30이 된다.
또 "식품이 내 몸에 맞느냐"고 질문을 하여도 맞지 않는다고 답변이 있기 때문이다.
정6각 에너지는 +에너지면서 우리 몸에 좋은 에너지라고 본다. 즉 몸에 맞게 하여 주는 에너지라고 본다.
정6각 에너지는 소음인 체질에서 오이가 힘의 크기가 30이 아니고 60이기 때문이고 몸에 맞나 확인하면 몸에 맞는다고 답변하는 것을 알 수 있다.

■ 조흥식 line, 조흥식 음기, 정6각 에너지, 조흥식 양기 비교 정리하면 다음과 같다.

- 조흥식 line에서 감자와 오이는 몸에 안 맞는다고 하고
  · 빈 왼손을 무릎에 대면 힘의 크기는 30
  · 왼손에 힘의 크기 60인 감자를 무릎에 얹어 놓고 힘의 크기는 15
  · 왼손에 힘의 크기 30인 오이를 무릎에 얹어 놓고 힘의 크기는 7.5
  · 왼손에 힘의 크기 60인 감자를 방에서 왼손에 들고 힘의 크기는 30
  · 왼손에 힘의 크기 30인 오이를 방에서 왼손에 들고 힘의 크기는 15

위 실험에서 조흥식 line에서 소음인 체질에 맞는 힘의 크기 60인 감자가 힘의 크기 60이 안되고 힘의 크기 30이 되고, 감자를 왼손에 쥐어 무릎에 놓으면 체질에 맞는 힘의 크기 60인 감자가 힘의 크기 15인 감자가 된다.

또 조흥식 line은 체질에 맞는 힘의 크기 60이 안되고 30이 됨을 알 수 있다.

즉 우리 몸의 힘 크기가 30이 기준인데 그 이상 올라가지 않음을 알 수 있다.

우리 몸에 조흥식 line 에너지를 받으면 기준 30을 가르쳐줌으로써 몸에 맞는 힘의 크기가 60이 안되므로 면역력이 낮은 상태로 존재함을 알 수 있다.

- 조흥식 음기에서
  · 왼손을 무릎에 얹어 놓고 힘의 크기는 15
  · 왼손에 힘의 크기 60인 사과를 무릎에 얹어 놓으면 힘의 크기는 15
  · 왼손에 힘의 크기가 30인 오이를 무릎에 얹어 놓으면 힘의 크기는 7.5
  · 왼손에 힘의 크기 60인 사과를 방바닥에서 들면 힘의 크기는 30
  · 왼손에 힘의 크기 30인 오이를 방바닥에서 들면 힘의 크기는 15

이 실험에서 역시 소음인인 몸에 맞는 힘의 크기 60인 사과가 힘의 크기 60이 안되고 힘의 크기 30이 되고 역시 몸에 안 맞는 오이의 힘의 크기 30은 힘의 크기 15가 되었음을 알 수 있다.

그리고 우리 몸의 힘의 크기가 30이 기준인데 30이 15로 내려가는 것을 볼 때 우리 몸에 음식을 먹으면 기준 30에서 15가 되므로 면역력이 약해져서 각종 질병에 걸릴 확률이 많다고 본다.

그 밖에 유해파 즉 수맥파에서 생활하면 음기와 같이 면역력이 약해져서 각종 질병에 걸릴 확률이 많다고 보는 것이다.

- 정6각 제품에서 사과나 배는 몸에 맞는다고 하며
  · 왼손을 무릎에 대면 힘의 크기는 60
  · 왼손에 힘의 크기 60인 감자를 무릎에 얹어 놓고 힘의 크기 60
  · 왼손에 힘의 크기 30인 오이나 배를 무릎에 얹어 놓고 힘의 크기 60
  · 왼손에 힘의 크기 60인 감자를 들면 힘의 크기 60
  · 왼손에 힘의 크기 30인 오이나 배를 들면 힘의 크기 60이 된다.

- 조흥식 양기에서
  · 왼손을 무릎에 대면 힘의 크기 60
  · 왼손에 힘의 크기 60인 감자를 무릎에 놓고 힘의 크기 60
  · 왼손에 힘의 크기 30인 오이를 무릎에 놓고 힘의 크기 60
  · 왼손에 힘의 크기 60인 감자를 들면 힘의 크기 60
  · 왼손에 힘의 크기 30인 오이를 들면 힘의 크기 60이다.

위의 내용에서 보면 식품을 먹으면 몸의 힘 크기 30을 넘지 못하고 또 과일도 먹어도 30을 넘지 못하고 우리 몸 내부의 힘 크기가 60이 되어야 정상인데 60이 안되고 30에 머물고 있으므로 우리는 항상 면역력이 약한 상태로 살고 있으므로 60을 유지하는데 양기, 조흥식 양기에서 생활하거나, 정6각 제품을 몸에 지니고 생활하면 몸에 맞는 과일이나 식품은 물론 맞지 않는 과일이나 식품을 먹으면 체질에 구별 없이 60을 유지하여 줄 수 있음을 알 수 있다.

3. 체질이 소음인 경우 배추씨를 심어 자란 배추 중 어느 것이 몸에 맞는 배추인지 3종류로 확인

- 실험 목적은 소음인에 맞지 않는 배추는 힘의 크기 값이 30이다.

몸에 안 맞는 배추씨를 시장에서 구입해서 각종 에너지파가 없는 방에 양기, 음기, 정6각 에너지가 있는 곳에 키우면 힘의 크기가 60인 몸에 맞는 배추가 되는지 알아보기 위해 실험한 것이다.

　확인법 : 3개의 화분 중 제1화분은 양기가 존재하게 하고 제2화분
　　　　　에는 정6각 에너지가 존재하게 하고 제3화분에는 음기가
　　　　　존재하게 하고 배추씨를 1주일 물에 담가둔 것을 화분 3

개에 심어 1개월 15일 정도 자란 배추를 뽑아 다음과 같이 실험하였다.

첫째 : 3종류의 배추를 방바닥에 놓고 각각 탐사봉으로 내 몸에 맞는 것이 어떤 실험에서 자란 배추인지 확인한다.
둘째 : 차트로 3종류의 배추의 힘 크기 측정한다.
셋째 : 배추와 휴대폰을 방에 놓고 그 위에서 탐사봉이 어떻게 움직이는가 즉 어떤 배추에 탐사봉이 교차(×)하거나 평행(=)이 되는지 확인한다.

- 첫 번째 실험에서 3종류 배추 중 조흥식 양기와 정6각 제품, 조흥식 음기에서 자란 배추를 수맥파, 기타 에너지파가 없는 방바닥에 놓고 각각 배추 위에 탐사봉을 가져가면서 마음속으로 배추를 보며 아래에 있는 배추가 "내 몸에 맞습니까" 질문하면

· 조흥식 양기에서 자란 배추는 탐사봉이 교차(×)되었다. 즉 맞는다는 답이다.
· 정6각 제품에서 자란 배추는 탐사봉이 교차(×)되었다. 즉 맞는다는 답인 것이다.
· 다음은 조흥식 음기에서 자란 배추는 탐사봉이 평행(=)이 되었다. 즉 맞지 않는다는 답이다.

- 두 번째 실험에서
· 각 종류의 에너지파가 없는 방바닥에서 조흥식 양기가 존재하는 암석에서 자란 배추를 왼손에 들고 오른손에 차트로 힘의 크기를 확인하여 보면 60이다.
· 같은 방법으로 정6각 제품에서 자란 배추를 왼손에 들고 오른손

에 차트로 힘의 크기를 확인하여 보면 60이다.
- 같은 방법으로 조홍식 음기에서 자란 배추를 왼손에 들고 오른손에 차트로 힘의 크기를 확인하여 보면 30이다.

- 셋째 실험에서
  - 각종 파가 없는 방바닥에서 조홍식 양기에서 자란 배추를 방바닥에 놓고 그 옆에 흰 종이를 덮은 핸드폰을 놓은 다음 탐사봉을 그 위에 가져가면 탐사봉이 평행(=)이 된다.
  - 같은 방법으로 정6각 제품에서 자란 배추는 탐사봉이 평행(=)이 된다.
  - 같은 방법으로 조홍식 음기에서 자란 배추는 탐사봉이 교차(×)한다.

실험 결과 조홍식 음기에서 자란 배추는 몸에 맞는 배추가 아니고 즉 힘의 크기가 30인 몸에 안 맞는 배추가 되었고 조홍식 양기와 정6각 제품에서 자란 배추는 힘의 크기가 60인 몸에 맞는 배추가 되었다.

4. 양기와 음기 그리고 정6각 제품 관계

앞에서도 論했지만 조금 보충 설명하고자 한다.
- 양기와 음기는 지형에서 자연적으로 존재한다.

양기는 자연에서 존재하는 것이 있고 인공적으로 만든 조홍식 양기가 있다. 자연에서 존재하는 양기나 인공적으로 만든 조홍식 양기는 성질이 같다.

즉 우리가 먹는 식품 중 몸에 맞는 식품은 자동적으로 몸에 맞는 식품이 되지만 몸에 안 맞는 식품은 몸에 맞는 식품으로 바꾸어 주는 것이 같고, 몸에 맞는 식품이나 몸에 안 맞는 식품은 힘의 크기가 60을 유지해준다.

- 음기는 자연에서 존재하는 것이 있고 인공적으로 만든 조흥식 음기가 있다.

자연에서 존재하는 음기나 인공적으로 만든 조흥식 음기는 성질이 같다. 우리 몸에 맞는 식품의 힘 크기 60에서 힘의 크기 30으로 바꾸어 주고 몸에 맞지 않는 식품의 힘의 크기 30에서 힘의 크기 15로 바꾸어 준다.

이렇게 우리 몸에서 양기일 때 식품 뿐만 아니라 몸 내부 힘의 크기 60으로 유지해 주지만, 음기에서는 몸에 안 맞는 식품의 힘 크기가 30에서 힘의 크기 15가 되므로 힘의 크기는 낮아지고 몸 내부 힘의 크기도 30 이하로 유지해주는 것을 볼 수 있다.

- 정6각 제품은 인공적으로 만든 제품이며 양기와 같은 성질을 가지고 있다.

우리 몸의 내부 힘의 크기 30에서 60으로 증가시켜주고 몸에 맞는 식품 뿐만 아니라 몸에 안 맞는 식품의 힘 크기 30에서 60으로 증가시켜주는 것이다.

그런데 자연에 존재하는 양기와 음기는 일정한 장소에 있지만 없는 장소도 있다.

양기가 없는 장소나 방에 인공적으로 만든 조흥식 양기 제품을 놓으면 양기가 존재하는 방이 되고 정6각 제품을 방에 놓아도 양기와 같은 에너지가 존재하게 된다.

또 인공적으로 만든 조흥식 양기 제품과 정6각 제품을 음기가 존재하는 장소나 방에 놓으면 음기가 존재하는 방이나 장소가 양기가 존재하는 장소나 방이 된다.

그리고 양기가 존재하는 장소가 계속 양기가 일정하게 존재하는 것이 아니다. 지진파에 의해서 중화되면 양기가 존재하지 않게 되는데 며칠씩 양기가 존재하지 않는 경우가 있는 단점이 있다.

우리 인간이 양기가 존재하는 장소나 방에서 계속 함께 생활하는 것이 아니고 밖에서 활동하는 시간이 많기 때문에 우리 몸 내부의 힘의 크기가 항상 60을 유지시켜주지 못하는 문제점이 있을 것이다. 또 우리 몸에 맞지 않는 음식도 맞는 음식이 되게 계속 유지시켜주지 못하는 경우가 있으므로 해결 방법은 우리 몸에 정6각 제품을 몸에 지니고 생활하면 양기가 없는 장소나 방에 양기가 존재하고 우리 몸은 물론 몸에 맞지 않는 식품을 모두 몸에 맞는 식품의 힘 크기 60을 유지해주므로 문제점을 해결해준다고 보는 것이다.

끝으로 앞에서 論하였지만 다시 생각하여 보면 양기를 받으면서 살면 우리 몸에 좋은 영향을 받으며 살고 우리 몸에 좋은 결과를 얻을 수 있으나 음기를 받고 살면 우리 몸에 나쁜 영향을 주고 있음을 알 수 있다.

음기에서 살면 면역력이 적어져 병이 쉽게 발생할 수 있음도 알 수 있다.

5. 사과주스, 우유를 마시고 몸 내부의 힘 크기 알기

- 방에서 아무 에너지파가 없는 경우
- 종이컵 속의 순수한 사과주스를 들고 힘의 크기가 체질이 소음인 경우 : 60
- 종이컵 속의 사과주스를 소음인의 왼쪽 무릎에 얹어 놓으면 힘의 크기 : 30
- 소음인의 몸에 맞는 힘의 크기 60인 사과주스를 마시고 왼손을 왼쪽 무릎에 얹어 놓으면 몸 내부의 힘 크기가 30이 되고 15분 후 다시 왼손을 왼쪽 무릎에 놓은 다음 힘의 크기는 30이 된다.
- 다른 체질인 사람도 몸에 맞는 순수한 과일 음료수를 마실 경우 마찬가지이다.
- 정6각 제품을 목에 걸고 사과주스를 마시고 왼손을 왼쪽 무릎에

얹어 놓은 다음 몸 내부 힘의 크기는 60이 된다. 마신 후 시간 관계 없이.
· 종이컵 속의 우유를 들고 힘의 크기가 체질이 소음인 경우 : 30
· 종이컵 속의 우유를 소음인의 왼손을 왼쪽 무릎에 얹어 놓으면 힘의 크기 : 15
· 소음인의 몸에 안 맞는 힘의 크기 30인 이 우유를 마시고 종이컵을 왼손으로 왼쪽 무릎에 얹어 놓고 몸 내부의 힘 크기가 15가 된다.
15분 후 왼손을 왼쪽 무릎에 놓고 몸 내부의 힘 크기는 30이 되고 이어서 15분 후에도 왼손을 왼쪽 무릎에 놓고 힘의 크기는 30이 된다.
· 정6각 제품을 목에 걸고 우유를 마시고 왼손을 왼쪽 무릎에 얹어 놓은 다음 몸 내부 힘의 크기는 60이 된다.
· 체질이 태음인도 위와 같은 결과를 갖는다.
· 다른 체질인 태양인, 소양인에게 몸에 맞는 복숭아 주스와 몸에 안 맞는 우유를 위와 같이 실험한 결과 같은 결과가 나왔다.
· 우유와 사과주스를 혼합한 후 종이컵을 왼손에 들고 힘의 크기 : 30
· 우유와 사과주스를 혼합한 수 종이컵을 왼손에 쥐고 무릎에 얹어 놓았을 때 힘의 크기 : 15이다.
· 소음인의 몸에 우유와 사과주스를 혼합한 액을 종이컵에 넣어 마시고 바로 몸의 내부의 힘 크기가 15가 되다가 15분 후가 되면 몸 내부의 힘 크기가 30이 되고 이어서 15분 후에도 힘의 크기가 30이 된다. 이 때 힘의 크기 측정시 왼손은 왼쪽 무릎에 얹어 놓는다.
· 정6각 제품을 목에 걸고 우유와 사과주스 혼합액을 마시고 왼손을 왼쪽 무릎에 얹어 놓은 다음 몸 내부의 힘 크기 60이 된다.

- 사과주스를 조흥식 양기에서 왼손에 들고 힘의 크기 60
- 사과주스를 조흥식 양기에서 왼손에 쥐고 무릎에 얹어 놓으면 힘 크기 60이다.
- 사과주스를 조흥식 음기에서 왼손에 들고 힘의 크기 30
- 사과주스를 조흥식 음기에서 왼손에 쥐고 무릎에 얹어 놓으면 힘 크기 15이다.
- 우유를 조흥식 양기에서 왼손에 들고 힘의 크기 60
- 우유를 조흥식 양기에서 왼손에 쥐고 무릎에 얹어 놓으면 힘의 크기 60
- 우유를 조흥식 음기에서 왼손에 들고 힘의 크기 15
- 우유를 조흥식 음기에서 왼손에 쥐고 무릎에 얹어 놓으면 힘의 크기 7.5
- 조흥식 음기에서 우유를 먹으면 힘의 크기 7.5이며 15분 후 15이고 이어서 15분 후 30이 된다. (이 때 힘의 크기 측정시 왼손은 왼쪽 무릎에 얹어 놓는다.)
- 조흥식 음기에서 사과주스를 먹으면 힘의 크기 15이며 15분 후 30이고 이어서 15분 후 30이다. (왼손은 무릎에 얹어 놓는다)
- 조흥식 양기에서 우유를 먹으면 힘의 크기 60이며 15분 후 60이고 이어서 15분 후 60이다. (왼손은 무릎에 얹어 놓는다)
- 조흥식 양기에서 사과주스를 먹으면 힘의 크기 60이며 15분 후 60이고 이어서 15분 후 60이다. (왼손은 무릎에 얹어 놓는다)
- 체질이 태양인, 소양인은 사과주스 대신 복숭아주스와 우유도 실험하면 같은 결과로 된다.

6. 식사를 했을 때 몸 내부의 힘 관계

체질이 소음인인 저자 자신이 실험하여 알아보고자 하였다.

우리가 식사할 때 입에서 씹어 목에 넘기고 나서 몸 내부의 힘의 크기가 어떻게 되는지 알아보고자 한다.

- 방에 아무 에너지파가 없는 상태에서 다음과 같이 실험하고자 한다.
  · 점심시간에 라면에 잡채를 섞은 다음 끓여서 밥과 김치로 식사하고 물을 마시고 바로 힘의 크기 확인하여 보면 15이고 이어서 15분 후 힘의 크기는 30이며 이어 15분 후 힘의 크기는 30이 되었다.

  이 때 왼손은 왼쪽 무릎 위에 얹어 놓는다.

- 다음은 조흥식 음기로 실험하고자 한다.
  · 저녁에 쌀밥, 김, 배추김치, 두부찌개로 식사 후 물을 마시고 바로 힘의 크기 확인하여 보면 7.5이고 15분 후 힘의 크기는 15이었다. 이어 15분 후 힘의 크기는 30이 되었다.

  이 때 왼손은 왼쪽 무릎 위에 얹어 놓는다.

- 다음은 조흥식 양기로 실험하고자 한다.
  · 점심에 쌀밥, 김, 배추김치, 두부비지로 식사 후 물을 마시고 바로 힘의 크기 확인하여 보면 60이고 15분 후 힘의 크기 60이며 이어 15분 후 힘의 크기도 60이었다.

  이 때 왼손은 왼쪽 무릎 위에 얹어 놓는다.

- 다음은 정6각 에너지로 실험하고자 한다.
  · 저녁에 쌀밥, 김, 배추김치, 두부비지로 식사 후 물을 마시고 힘의 크기 확인하여 보면 60이고 15분 후 힘의 크기는 60이며 이어 15분 후 힘의 크기는 역시 60이었다.

  이 때 왼손은 왼쪽 무릎 위에 얹어 놓는다.

- 조흥식 음기에서 아침에 쌀밥, 김, 배추김치, 콩나물국으로 식사 후 정6각 제품을 목에 걸고 몸 내부 힘의 크기를 알아보면 60이 었다.
- 다른 체질도 같은 결과를 갖는다.

7. 우리 몸이 양기인지 음기인지 아는 법

① 음기인지 알아보기

사진과 같이 아무 에너지파가 없는 방에 살아있는 자의 명암사진과 그 옆에 조흥식 음기 제품과 명암사진 위쪽에 작은 Al(알루미늄) 조각을 얹어 놓고 탐사봉을 그 사진 위에 가져가면 탐사봉이 교차(×)한다. 탐사봉이 교차하면 몸이 음기(-)임을 알 수 있다. 즉 우리 몸을 직접 음기인지 알아보아야 하지만 사진으로 쉽게 알 수 있으므로 살아있는 명암사진으로 실험 확인한 것이다.

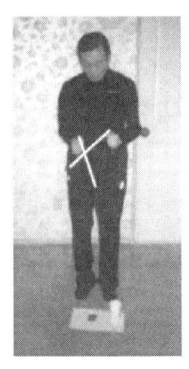

우리 몸이 음기인지는 우리 몸의 ⊖물 70%가 존재하기 때문이고 따라서 몸의 내부 힘의 크기가 30이 되는 것이다.

② 양기인지 알아보기

사진과 같이 아무 에너지파가 없는 방에서 살아있는 자의 명암사진 위쪽에 작은 알루미늄 조각과 조흥식 음기 제품을 놓고 탐사자 목에 정6각 제품을 걸고 탐사봉을 사진 위에 가져가면 탐사봉이 벌어(∨)진다.

이 때 탐사봉이 벌어지면 우리 몸이 양기(+)임을 알 수 있다.

이유는 육체는 물론 우리 몸의 ⊖물 70%가 정6

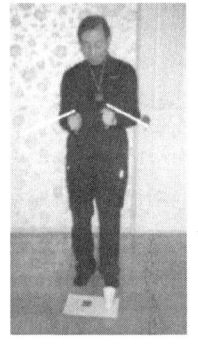

각 제품에 의해 ⊕물과 ⊕육체가 되었기 때문이라고 보는 것이다.

따라서 몸의 내부 힘의 크기를 측정하면 60이 됨을 알 수 있다.

8. 고령자의 면역력 알아보기

나이가 들면 체력(면역력)이 떨어져 적절한 면역력을 유지하기 어려워진다. 그래서 암 발병률이 노년기에 접어들면 급격히 증가하는 이유이다.

질병 방어력이 떨어진 노년기에 면역력을 높여야 건강한 노년을 보낼 수 있다.

고령자들의 면역력이 젊은 때와 같은가를 알아보기 위해 추(진자)와 차트로 실험하여 보았다. 과연 차이가 났다.

실험내용은 다음과 같다.

수맥파, 전자파, 각종 에너지파가 없는 방에서 고령자는 앉은 자세로 왼손은 무릎에 얹어 놓고 오른손은 면역력 측정자의 왼손을 잡고 측정자의 오른손은 추로 방에 놓은 차트 위에 50을 중심으로 上下로 흔들고 있으면 추가 30 방향으로 가서 30에서 20 사이에 계속 왔다갔다 하면 25가 고령자의 면역력이라고 본다.

고령자가 아닌 자는 30 숫자에서 계속 추가 움직인다. 이 때 30 숫자가 면역력이다. 이 30 숫자는 누구나 갖고 있는 면역력 값이라고 본다. 그런데 고령자는 면역력이 30이 안되고 20~30 사이가 되는 것으로 보아 고령자는 면역력이 떨어짐을 알 수 있다.

그래서 고령자는 면역력을 높여 주어야 한다.

면역력을 높여주기 위한 방법은 다음과 같이 하면 된다.

고령자에게 정6각 제품을 목에 걸고 측정자는 위와 같은 방법으로 면역력을 측정하면 차트에 있는 숫자 60에서 추가 계속 움직인다.

이 때 고령자의 면역력은 60이 되는 것이다. 사실 누구나 면역력이

30이 아니고 60이어야 정상 면역력 값인 것이다.

고로 고령자도 정6각 제품을 몸에 지니면 면역력이 60이 되므로 정6각 제품을 몸에 지니고 5장에 있는 실행 내용을 실천하며 생활화 하면 장수 비결에 도움이 될 것이라고 보는 것이다.

9. 정6각 제품의 구조 내용

종전 6각제품은 몸의 70%의 물을 정6각수로 만들더라도 몸에 지니고 있는 중화물질이 있으면 정6각 제품과 중화되므로 몸 안에 있는 물 70%가 정6각수가 되지 않으므로 일일이 중화물질을 준비하여 중화시켜야 하는 번거로움이 있으므로 이런 문제를 해결하기 위해 새로운 정6각 제품을 발명하게 되었다. 새로 만든 제품은 다른 중화 물질이 있어도 중화되지 않아 정6각 제품을 몸에 지니고 생활하는데 아무 영향이 없게 되었다.

- 발명한 정6각 제품의 내부구조는 아래와 같다.

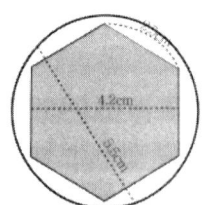 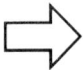 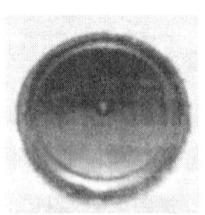

위 그림과 같이 서류봉투 종이를 원으로 자른 24장에 정6각 시박 24개를 붙여 놓은 그림

위의 작품은 종이 24장에 정6각 시박 24개를 붙인 작품을 통 속에 넣은 정6각 제품
※ 6각 에너지파가 통과할수 있는 통

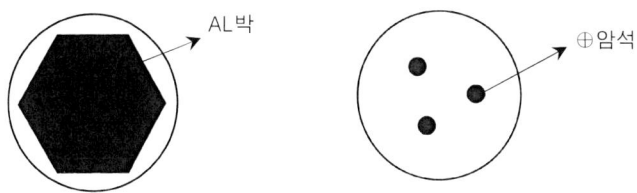

앞 페이지에 있는 정6각제품은 수맥파, 전자파, 각종식품파 그밖에 에너지파는 차단 하지만 담배파, 각종술파, 커피파, 과산화수소파는 차단 못함으로 더 성능이 좋은 제품을 연구한 결과 위 그림과 같이 정6각 Al박 3개와 ⊕암석 2개를 직렬로 하여 합치면 담배파, 각종술파, 커피파, 과산화수소파 등을 차단 할 수 있는 정6각제품을 발견 하였다.

위 제품에서 정6각 Al박 3개와 ⊕암석 2개를 직렬로 합친다고 하였는데 다음과 같이 수정하고자 한다.

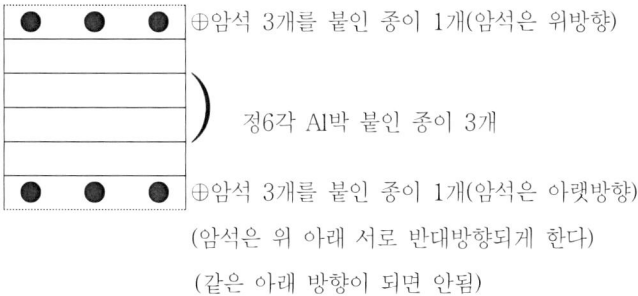

(암석은 위 아래 서로 반대방향되게 한다)
(같은 아래 방향이 되면 안됨)

이렇게 제품이 완성되어야 위와 아래(양쪽) 관계없이 양기가 존재하고 몸속에 물이 6각수가 된다.

위 그림과 같이 수정하여 에너지가 통과할 수 있는 통에 넣으면 정6각제품이 완성된다.

※ 제품 사용시 목에 걸고 다니게 하거나 안주머니에 넣고 다니고 잘때는 머리 맡에 놓음

제4장 6각형, 정6각수와 암

1. 6각형

　우리 몸에 이로운 각종 화학 원소기호 중에서 거의 대부분은 6각 모양으로 이루어져 있다. 인간의 질병 예방과 치료에 많이 사용되는 생약재의 유용 약리 물질 중에는 6각형 구조를 이루고 있는 비율이 매우 높다고 한다.
　예를 들면 인삼과 도라지의 주요 약리 성분인 사포닌은 혈압 및 혈당 조절 기능, 강정 및 강장 작용, 면역 증진 및 항암 활성, 황산화 작용 등의 다양한 생리 활성을 가지고 있는데 이 사포닌은 6각형 7~8개가 서로 연결된 복합구조를 이루고 있고, 은행잎에서 추출한 혈액순환용 플라보노이드라는 물질로서 이것 또한 6개의 6각형이 합쳐진 구조를 하고 있으며, 결명자의 obtusin, rubrofusarin, toralactome 등의 물질은 혈액 중의 콜레스테롤 함량을 감소시켜 동맥경화를 예방하는 효능이 밝혀졌는데 이들 물질은 모두 3개의 6각형 구조로 구성되어 있다.
　인진 쑥에서 발견되는 scoparon, capillene, capillin, capillon, capillarin, apillanol 등은 간염, 암 및 고혈압 치료에 많이 사용되고 있는 유용 물

질로서 모두 1~2개의 6각형 구조를 이루고 있고, 오미자의 주요 약리 물질인 shizandrin도 4개의 6각형 구조로 존재하고 간염 치료제로 사용되며 기관지 천식환자에게 처방되는 원리의 prosenegenin의 구조는 5개의 6각형이 서로 결합된 형태로 존재하며, 이외에 마늘의 사이크로알리신, 생강의 zingerone, 뇌질환에 좋은 천마의 gastrodin, 숙취해소효과가 인정된 칡의 daidzein, 감초의 주성분인 glycyrrhizin, 당귀의 decursin, 강정 및 강장약에 애용되는 하수오의 chrysophanol, 뼈를 붙게 하는 효능이 특출한 홍화씨의 carthamin 등을 비롯하여 인체에 신비한 효능을 발휘하는 많은 물질들은 대부분 6각형 구조를 이루고 있다고 한다.<'수맥과 풍수 길잡이':p.152, 153, 154 인용>

이와 같이 정6각형 모양은 그 형태가 가진 고유의 에너지는 모두 이로운 경우가 있는 것이다.

· 6각형 모양의 구조를 이루고 있는 유용 약리 물질 보기

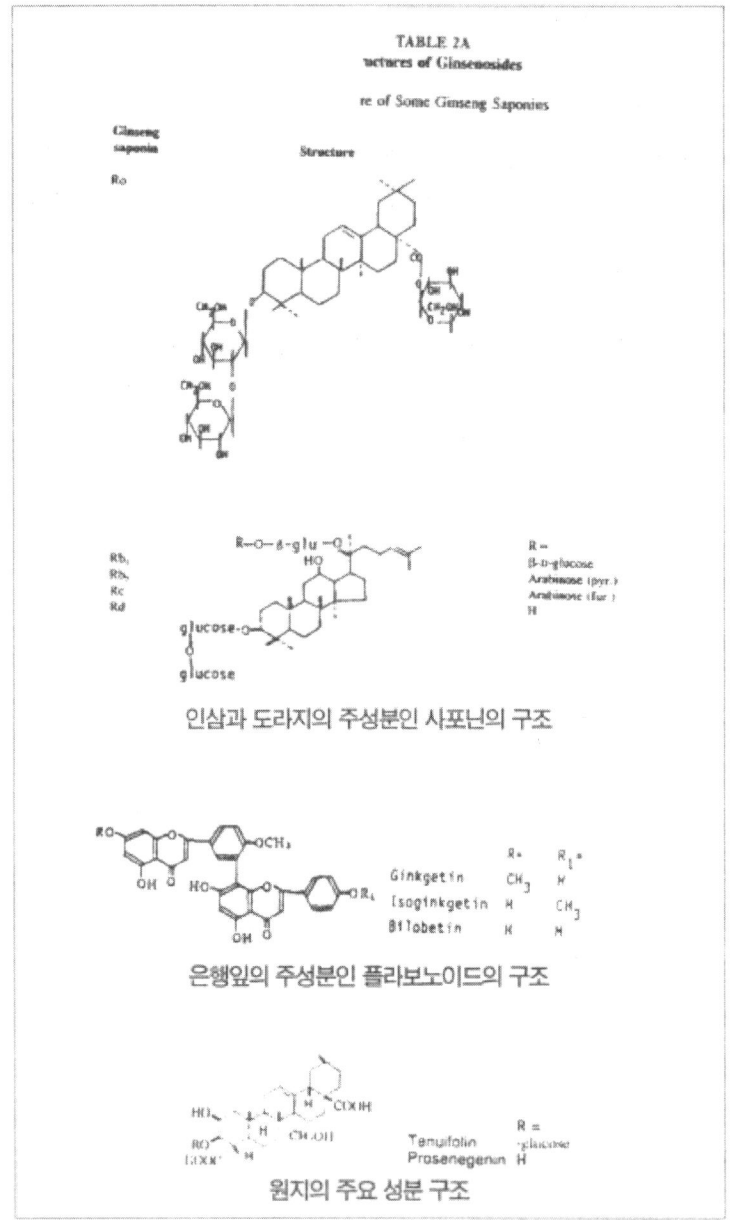

인삼과 도라지의 주성분인 사포닌의 구조

은행잎의 주성분인 플라보노이드의 구조

원지의 주요 성분 구조

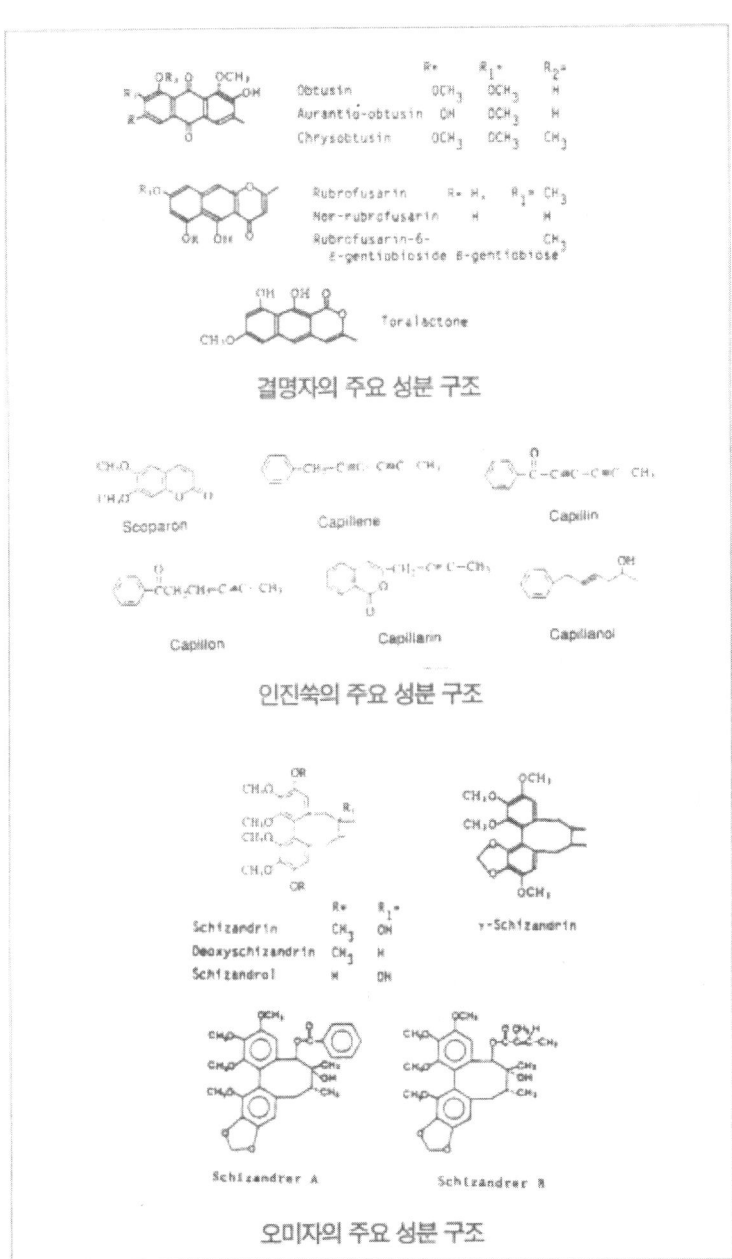

2. 정6각수와 암

사람이나 모든 동, 식물은 대부분 70% 이상의 물로 이루어져 있다.

이 구성물질인 물만 바꾸어도 체질이 바뀌고 인체 구성의 본질이 바뀔 수 있기 때문에 대단히 중요하며 특히 6각이 주는 파워는 신비의 氣가 분출되어 우리 몸에 활성에너지를 가져다 준다.

그리고 인체의 70% 이상을 차지하고 있는 물에 대한 변화가 여러 병을 치료하는데 가장 큰 것으로 보고 있다. 그 밖에 혈액 83%, 뇌 75%, 세포 90% 이상이 물로 이루어져 있다.

6각수가 사람의 인체에 가장 좋은 물이라는 것을 알고 이것이 우리 몸을 구성하고 있는 약 60조의 세포가 정상적으로 활동하기 위해서는 세포 주위의 물이 일정한 구조를 유지해야 하고 이 구조가 흐트러질 때 세포 기능의 이상을 초래해서 질병이 유발된다고 하며 이 생체 분자 주위의 물은 주로 6각형 고리 모양을 하고 있는데 생체 분자에 직접 붙어 있어 생체 분자를 보호한다고 한다.

세포 내에서 생물의 특성을 결정하는 유전 정보 물질인 DNA 주위 물이 정6각형 고리 모양으로 질서있게 구조화 되어 있으면 DNA를 보호하는데 반해 주변에 물 구조가 무질서하면 물 분자가 쉽게 생체분자 밖을 빠져 나가거나 주변을 돌아 다니게 되며, 암의 경우 주변의 물은 구조화되어 있지를 않아 DNA를 보호하지 못한다는 것이고, DNA 주변의 물을 어떤 방법을 통해 정6각형 고리 모양으로 구조화시키면 암세포가 더 이상 자라지 않고 죽는다는 것이다.

이와 같이 세포기능을 촉진시켜 주는 이상적인 물의 구조인 정6각형 고리 모양의 분자를 많이 가지고 있는 것을 정6각수라는 것이다. (수맥과 풍수 길잡이 p 39, 40 인용)

생명의 물이 되기 위한 조건은 6각수가 풍부한 물이어야 한다.

보통 물은 5각수와 6각수의 혼합상태로 존재하는데 정6각수의 비율이 높을수록 구조가 치밀해진다.

물 분자 상호간에 치밀한 구조가 형성된 물은 생체를 외부의 자극과 교란으로부터 보호하는 역할을 한다.

암세포는 주위의 세포와 조화를 이루지 못하고 빨리 분열하며 또 다른 조직까지 침투해서 결국은 전체를 죽음으로 몰고 간다. 실제로 정6각수가 풍부한 물에서는 암세포가 자라지 못하는 것이 실험적으로 확인되었다고 한다.

일반적으로 물의 온도가 낮을수록 6각수의 농도가 높아진다.

6각수의 비율은 10℃에서 22%, 0℃에서 26%, 영하 40℃에서는 거의 100%가 6각수를 형성한다.

하지만 6각수가 단지 온도의 함수만은 아니다. 정전장, 자기장, 원적외선을 방사하는 암석, 세라믹, 공간에너지, 특정파장의 빛, 저주파, 토션파에 의해서도 물의 구조가 변한다. 상온에서도 다양한 방법으로 6각수가 풍부한 물을 만들 수 있다. 그리고 체내외 조절기능을 거부하고 계속 빨리 분열만 하려는 세포가 바로 암세포이다. 암세포 주위의 물은 움직임이 정상세포에 비해 매우 빠르다.

이유는 물의 구조로 보았을 때 빨리 분열하는 암세포의 경우 빨리 성장하는 성장기의 세포와 유사한 성질을 갖고 있기 때문에 물의 구조화 정도가 낮다고 볼 수 있다.

즉 물의 구조화 정도가 낮아지면 암세포가 잘 자라는 환경이 되는 것이다.

건강한 사람의 경우 구조화된 물에 의해 세포의 생리 활성이 정상적으로 조절되는 상태이며, 암이나 당뇨병에 걸린 경우는 물의 구조가 파괴되어 정상적인 생리 활성이 조절되지 않는 상태라고도 볼 수 있다.

세포가 왕성하게 성장하고 분열하는 성장기에는 물의 구조화 정도가 크지 않다가 성장기 이후에는 물이 매우 구조화 되어 세포를 외부의 자극(정신적, 물질적)으로부터 보호하는 역할을 하게 된다.

하지만 장년 이후부터는 물의 구조화 정도가 오히려 떨어져 세포를 보호하는 능력 또한 떨어지게 되며 암세포가 잘 자랄 수 있는 상황으로 변하는 것이다.

다시 말해 물의 구조화 정도가 감소하고 인체 내 물의 양도 점차 감소하기 때문에 세포를 보호하는 능력은 더욱 떨어질 수 있다고 한다.

따라서 구조화 된 정6각수가 풍부한 물을 마시는 것이 암을 예방할 수 있는 지름길이라고 할 수 있다.

암세포는 느슨한 구조(불규칙한 6각형)의 물을 좋아하는 반면 치밀한 구조(규칙한 정6각형)의 물을 싫어한다.

물이 정6각일 때 암세포의 발생을 억제시키고 소멸시킨다는 것이 실험으로 입증되었다.

이것은 정6각이 지닌 고유의 파장과 특유의 기(氣)가 분출됨에 따라 나타나는 현상이라고 본다.(생명의 물 : p 115, 285, 286, 287 인용)

위 내용을 보면 일일이 정6각수가 풍부한 물을 따로 먹을 수 없는 불편한 점이 있다.

밖에 나가 음식을 먹을 때도 정6각수를 들고 다닐 수 없는 처지이다. 그렇다고 정6각수가 우리 몸에 들어가면 각 세포로 가서 정6각수 역할을 하는 것이 아니라 보통 물 (불규칙한 6각수)로 되기 때문에 효과가 없는 것이다.

그래서 구조화 된 정6각수가 풍부한 물을 마시는 것이 암을 예방할 수 있는 지름길이라고 하는 내용을 수정되어야 한다고 본다.

보통 오염되고 탁한 물이 아닌 깨끗하고 건강한 물을 충분히 마시되 몸 안에서 정6각수로 유지할 수 있다면 장수에도 영향이 있을 것이라고 보고 연구한 결과 우리 몸에 정6각 제품을 목에 걸고 생활하면 몸 안의 물이 정6각수로 되어 유지할 수 있게 됨을 발견하게 되었다.

따라서 몸 안에 정6각수로 유지하여 주면 정상세포가 이상세포로 변하는 것을 막을 수 있을 뿐만 아니라 암과 같은 이상세포도 정상적으로 되돌릴 수 있을 것이라고 본다.

3. 사진으로 정6각 모양 확인

과연 우리 몸 내부에 정6각 제품을 목에 걸고 보통물을 마시면 정6각수로 되어 유지하는지 정6각 제품을 목에 걸고 물을 마신 후 장시간 있다가 오줌을 받아 연세대학교 연세공학원에 가서 오줌을 찍은 결과 정6각 모양으로 찍혀 있음을 볼 수 있었다.

고로 이 오줌사진으로 보아 우리 몸 내부에 정6각수로 유지함을 알 수 있었다.

정6각 모양 관계에 대한 자세한 내용은 아래에 있는 사진을 보면 알 수 있다.

① 사진으로 본 정수물이 정6각수가 된 사진

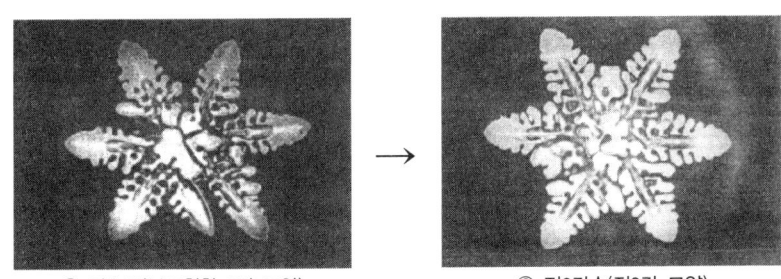

① 정수물(불규칙한 6각 모양)   ② 정6각수(정6각 모양)

- ①의 사진은 정수물을 연세대학교 공학원에 의뢰하여 찍은 사진을 보면 정수물이 불규칙한 6각 모양이다.

- ②의 사진에서 정6각 제품 위에 정수물을 종이컵에 넣어 몇시간 놓아둔 후 정수물을 찍은 사진을 보면 불규칙한 6각 모양이 정6각 모양이 되었음을 알 수 있다.
- 정수물(수돗물)이 정6각수가 되는 이유는 정6각 제품인 정6각이 지닌 고유의 6각 에너지가 전파(傳播)하여 불규칙한 6각수를 정6각수로 되게 하여 주었기 때문이라고 생각된다.
- 정6각 제품에서 나오는 에너지가 어떻게 불규칙한 6각수를 정6각수가 되게 하는지 눈으로 확인할 수 있는 장치는 계속 연구하여야 될 것이라고 본다.

② 정6각수를 먹은 후 오줌 사진

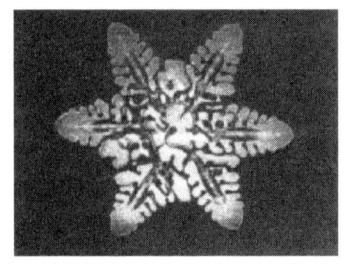 →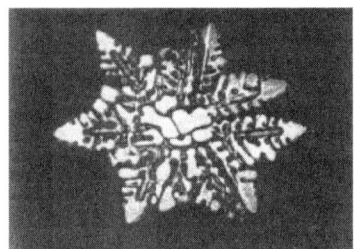

① 정6각 제품에 의한 불규칙한
6각 정수물이 정6각으로 된 사진

② 정6각수를 먹은 후
오줌이 불규칙한 6각 사진

위 사진을 보면
- ②의 사진은 정6각수를 마시면 몸 속에서 정6각수로 유지하는 것이 아니라 불규칙한 6각수로 됨을 알 수 있다. 이것은 몸 안에 염분이 녹아 있어 정6각수를 불규칙한 6각수로 되게 하는 것이라고 본다.
- 규칙한 6각수는 양기이고 불규칙한 6각수는 음기임을 알 수 있다.

- 불규칙한 6각수는 음기(⊖)이므로 면역력이 약하여 암세포분열을 막지 못하고 규칙한 6각수는 양기(⊕)이므로 면역력이 강하여 암세포분열을 억제할 수 있다고 본다.

⊙ 양기 음기 구별법은 다음과 같이 탐사봉과 차트로 알 수 있다.
- 불규칙한 6각 모양 사진 위에 탐사봉을 가져가면 탐사봉이 교차(×)한다.
이 때 탐사봉이 교차(×)하면 음기인 것이다.
- 불규칙한 6각 모양 사진을 차트로 힘의 크기 측정하면 30이다.
이 때 힘의 크기 30이면 음기이다.
- 규칙한 6각 모양 사진 위에 탐사봉을 가져가면 탐사봉이 벌어(∨)진다.
이 때 탐사봉이 벌어(∨)지면 양기인 것이다.
- 규칙한 6각 모양 사진을 차트로 힘의 크기를 측정하면 60이다.
이 때 힘의 크기 60이면 양기라고 할 수 있다.

③ 정6각 제품을 목에 걸고 정수물 먹은 후 장시간 후 오줌 모양 사진

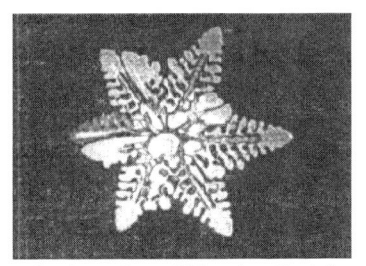
① 정수물의 불규칙한 6각 모양 사진

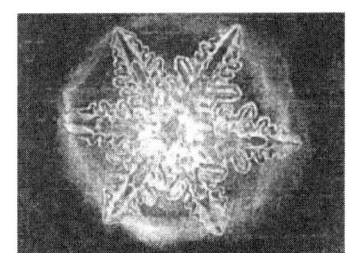
② 정수물 먹고 정6각 제품을 목에 걸고 장시간 후 오줌이 정6각 사진

- 앞 페이지 사진을 보면

정 6각 제품을 목에 걸고 불규칙한 6각인 정수물을 마신 후 장시간 있다가 나온 오줌은 규칙한 정6각임을 알 수 있다.

다시 말하면 정6각 제품을 목에 걸고 불규칙한 6각 수돗물(정수물)을 마시면 몸 속에서 오줌이 정6각 모양으로 되어 유지됨을 알 수 있다.

제5장 장수를 위한 실행 내용과 그 밖에 내용

1. 실행내용

각종 질병은 아래 내용들을 실행하면 장수에 도움이 될 것이라고 본다.

사실 실행 내용들이 특별한 것이 아니고 누구나 상식적이고 실행하기 쉬운 사실을 열거 한 것이다. 알면서 실행이 잘 안 되는 것이 문제가 되는 것이다.

- 체질식 한다 : 체질에 안 맞는 음식(식품)을 먹으면 건강이 나빠져 병이 생기고 일체 먹지 않으면 병이 있는 환자는 호전되며 건강이 좋아지고 대부분의 고질병이 자연 치유 된다고 본다. 사람의 모든 병의 일차적 원인은 체질에 안 맞는 음식(식품)을 모르고 먹는 것이라고 한다.
  누구든지 건강하게 오래 살려면 체질에 안 맞는 음식을 철저히 금하고 체질에 맞는 음식만 먹도록 해야 한다. 이것을 가리켜 체질식이라고 한다.
  (몸에 맞는 식품과 몸에 안 맞는 식품은 앞에 있는 "체질

별 식품 분류표" 참조 바람)

- 자연식 한다 : 자연식이라는 것은 정제가공식품을 먹지 않고 정제가공하지 않은 곡물을 여러 가지 섞어서 밥을 해 먹고, 반찬은 자기 지방(나라)에서 생산된 야채와 해조류(미역, 김, 다시마, 파래 등)로 만들어 먹고, 육류와 생선류는 조금씩 먹도록 하는 식사법을 말한다. 자연식도 체질에 맞는 식품으로 하여야 된다.
  몸에 맞는 식품과 몸에 안 맞는 식품을 섞어서 먹을 때 몸에 안 맞는 식품이 됨을 유의 하여야 한다.

- 찬 음식, 탄 음식, 짠 음식, 매운 음식, 곰팡이 생긴 음식, 기름에 튀긴 음식은 먹지 않는다.

- 가공 음료수, 흰 설탕, 흰 밀가루, 흰 소금, 인공조미료 섭취 금
  소금을 먹되 기준량 넘지 않게 섭취 즉 싱겁게 먹는다.
  소금 하루 섭취량 5g 이내. 당분도 적당히 섭취. 설탕 하루 섭취량 25~30g 정도.

- 고기, 생선, 우유(성인), 달걀, 모든 동물성 식품은 일체 먹지 않고 야채 반찬만 먹는다.
  그러나 고기, 생선, 우유, 달걀, 동물성 식품을 먹을 경우 적게 먹는다. 자주 먹지 말고 가끔씩 먹는다. 달걀 하루1개(단백질 100% 섭취) 1주 3개 적당
  그런데 고기류는 저녁이나 늦게 안 먹는 것이 좋다고 한다. 그리고 기름진 음식 과다 금.
  기름기 없는 고기 하루에 적당량 섭취는 몸무게 50kg이면 고기

50g 섭취
- 트렌스지방, 중성지방에 대한 관심(정상수치 150㎎) 포화지방 하루에 15g. 삼겹살, 스테이크 등 동물성 식품에 포화지방이 많다.
- 지방섭취는 여성 경우 하루 2,000㎉를 섭취한다고 가정하면 지방 권장 섭취량은 33g(전체 열량 15%로 가정시) 남성도 차이가 없다고 본다. 트렌스지방 섭취량은 하루섭취 열량의 1% 넘지 말라고 권고.
  - 지방있는 식품 : 마가린, 쇼트닝, 볶음, 구이, 부침, 튀김, 라면, 햄버거, 파스타, 돈가스, 과자류, 팝콘, 카스텔라 같은 빵 등
- 정제가공식품인 과자, 케이크, 사탕, 빵, 우동, 라면, 국수 등을 먹지 않는다.
  환자에 해당되지만 안 먹을 수 없으니 먹을 때는 적당히 가끔 먹는다. 그러나 되도록 안 먹는 것이 좋다.
  아침 식빵 식사 안하는 것이 좋다고 하고 밀가루 음식 먹을 때는 야채나 과일과 함께 먹는다. 특히 빵과 견과류 함께 먹는 것이 더 좋다고 한다. (호두 5개, 아몬드 20개, 무화과 적당량, 땅콩 20개, 하루 종합건과류 25g(20~25개)
- 유기농법으로 재배한 국산품인 곡물이나 야채를 선택하여 먹는다. 과일은 저녁에 안 먹는 것이 좋다고 한다.

- 탄수화물 과다 섭취 금 (흰 쌀밥, 빵, 미숫가루, 떡, 밀가루 음식, 라면, 과자, 아이스크림, 햄버거, 피자 등)
  탄수화물 섭취는 저녁보다 점심 때 먹는 것이 좋다고 한다.
  고구마는 아침에 먹는 것이 좋다고 한다. 그리고 자기 2시간 전 음식 섭취 안하는 것이 좋다.

- 발효 식품(된장, 청국장)을 적당히 섭취

- 현미밥을 먹을 때 밥과 반찬을 입에 넣고 오래 씹어서 먹어야 한다.
  50~100번 씹어서 밥이 입 속에서 죽 같이 된 뒤에 넘긴다.

- 정상인은 하루에 3끼 규칙적으로 먹되 저녁 식사는 소식한다.
  밤에 간식은 금한다. 밤에 간식하고 싶으면 생수를 마신다.
  가끔 간식할 경우 오이, 토마토, 채소, 무지방 우유를 먹는다.

- 깨끗한 물(미네랄 포함)을 자주 많이 마신다. 30분마다 생수(끓이지 않은 물)를 30cc씩 마시고 1일에 1000cc~2000cc 마신다. 컵으로 1일에 6잔~8잔 정도.
  물은 공복시 마신다. 밥먹고 물 많이 마시지 않는다. 잠잘 때 잠자기 2시간 전 마신다. (음식도 마찬가지)
  물은 한꺼번에 많이 마시는 것보다 조금씩 천천히 마셔야 체내 흡수율을 높일 수 있다. 식사 30분전이나 식후 1~2시간 지나 마셔야 음식물 소화를 방해하지 않는다. 물의 온도는 24~26도가 적당. 미지근한 물이 체내에 잘 흡수. 너무 차거나 뜨겁게 마시는 것은 삼간다.
  탄산음료, 청량음료 마시지 않는다.

- 부족한 비타민 보충(종합비타민제)

- 깨끗한 피 유지

- 과음, 과식, 흡연 금

- 독성이 있는 연기 흡수 금 (담배 연기, 대기 오염, 작업장 분진, 유해먼지, 가스, 플라스틱과 비닐 탈 때 연기 등)

- 식품 첨가제 (방부제, 색소, 향료, 중금속, 화학성분, 인공감미료, 발암물질, 농약성분 : 농약 묻은 과일, 채소) 섭취 금

- 석면 및 방사선 물질, 환경 호르몬 제품, 인체에 해가 되는 화합물 취급주의 및 금

- 변비 되지 않도록 음식 조절 (섬유질 많은 식품 섭취)

- 정상체중 유지 (열량 많은 음식 섭취 시 운동으로 조절)

- 하루 섭취 칼로리 유지 (여성 2100kcal, 남성 2300kcal)
  (cal 섭취를 줄여야 하며 즉 제한하여야 한다.)

- 규칙적인 생활을 한다. 밤에 일찍 자고 아침에 일찍 일어난다.
  (충분한 수면)

- 적당한 운동을 매일 30분씩 한다.
  <걷기운동(속보), 등산(적당한 산), 무리하지 않게 계단 오르기, 조깅, 맨손체조>
  심한 운동시 나이들면 허리, 무릎에 이상이 나타날 수 있다.
  그리고 발끝치기 (앉아 있을 때, 누어 있을 때 5분 이상 한다.)

- 아령 이용한 근육 운동 주 2회 20분 이상

- 정신적 스트레스 해소 (그림 그리기, 운동, 명상, 산책, 등산, 글쓰기, 취미 생활 등)
  우울증도 해소 된다.

- 만성 피로 조심 (과로)

- 체온 유지

- 충분한 휴식

- 심호흡 10회 (틈틈이 쉬는 시간)

- 산소가 많은 깨끗한 공기 속에서 생활화 한다.

- 너무 여자 밝히지 말고 부부간에 정상적인 성생활 한다.

- 정기적인 건강 검진

- 잇몸관리

- 마음을 항상 편하게 좋은 마음으로 남을 도와주고 협조하는 마음으로 사는 것이 좋다. 조급한 마음은 금물, 긍정적인 생각으로 살고 가족들과 대화도 많이 하고 평화롭게 사랑하면서 살도록 노력한다. 돈이 있으면 양로원, 고아원에 기부하고 좋은 일 많이 한다. 활동 많이 하고 쾌활하게 산다.

  - 그 밖에 많은 내용 있겠지만 대표적인 내용만 열거하고자 하였다.

위 내용들을 모두 장기적으로 생활화 하면 다음과 같은 질병에 효과가 있을 것이다.
- 당뇨병 - 고질병 - 난치병 - 요통 - 허리디스크 - 퇴행성 관절염 - 부인병 -동맥경화증 - 간경화 - 심장병 - 고지혈증 - 뇌졸중 (중풍) - 고혈압 - 암 - 위궤양 - 십이지장 궤양 - 뇌경색 - 소화불량 - 변비 - 대장염 - 호흡기 계통 - 불면증 - 갑상선 기능 이상 - 여드름 - 여성 생식기 병 - 남성 생식기 병 - 각종 피부병 - 심혈관 질환 - 골다공증 - 지방간 - 대사증후군 - 비만 - 혈액순환장애 등

그리고 '제5장 장수를 위한 실행 내용'에서 보면 체질식, 자연식은 장기적으로 생활하기 어려운 점이 많다고 보는 것이다.

체질식과 자연식 하려면 일일이 체질에 맞는 식품을 골라야 하고 가정에서도 주부들이 식구별로 체질이 다른데 식구마다 체질에 맞는 식품을 먹일 수가 없으므로 주부들의 고생이 이만 저만이 아닐 것이다.

그래서 현재 주부들이 각 식구마다 체질에 맞는 식품을 시장에서 사오겠다는 생각을 할 수 없는 형편이다.

그리고 가정에서 먹고 싶은 식품이 있는데 먹고 싶은 음식을 먹으려고 하면 몸에 맞지 않는 식품이라 먹을 수 없는 경우가 한 두가지가 아니다.

저자는 아내가 사오는 식품은 소음인데 몸에 맞지 않는 식품만 사오는 경우가 많았다. 이럴 경우 뭐라고 말할 수 없이 먹기만 하였다.

사실 저자 혼자 맞는 식품을 골라 먹자니 식구들 식품 문제가 따르게 되는 것이다.

또 더군다나 자연식도 마찬가지로 몸에 맞는 식품을 골라 섞어 먹어야 하고 가공 음료수, 백설탕, 백밀가루, 백소금, 인공 조미료, 고기, 생선, 우유, 달걀, 동물성 식품을 먹지 말라고 하고 가공 식품인 과자,

케이크, 빵, 우동, 라면, 국수 등을 먹지 말라니 시내 음식점에 가서 일일이 골라 먹을 수 없는 것이다.

각 음식점에는 각 체질별로 맞는 식품으로 되어 있지 않으니 말이다.

가공 식품을 먹더라도 주식으로 장기간 먹지 않으면 된다고 본다.

가끔씩 먹으면 그렇게 해는 없다고 보는 것이다.

앞으로 일일이 가려먹지 않고 어떤 음식이고 먹을 수 있는 방법을 해결할 수 있게 되었다. 주부들은 식구들의 체질에 맞는 식품을 일일이 골라 사오지 않아도 되었다.

또 누구나 인간마다 갖고 있는 체질 중 태양인, 태음인, 소양인, 소음인인지 체질 검사할 필요없이 정6각 제품을 목에 걸고 생활화하면 각자 사상 체질을 몰라도 자동적으로 각 체질별로 맞지 않는 식품을 맞는 식품으로 바꾸어주므로 편리하게 되었다.

또 골고루 먹게 되므로 영양분도 골고루 섭취 할 수 있게 되었다.

"제5장 장수를 위한 실행내용"은 자연식 외 내용들을 실행 하여야 함을 뜻한다.

몸에 맞지 않는 식품과 몸에 맞는 식품과 같이 먹으면 맞지 않는 식품 쪽으로 가기 때문에

정6각 제품을 목에 걸면 맞는 식품으로 되어 섭취하게 되는 것이다.

그렇다고 맞지 않는 식품이 맞는 식품으로 되었다고 함부로 먹지 말자.

그리고 불치병인 암은 세균바이러스, 유전관계도 있겠지만 스트레스, 식품단계, 깨끗하지 못한 공기(독성가스, 연기, 그밖에 나쁜 공기) 운동부족으로 인해 발생원인이 있어 스트레스 해소와 깨끗한 공기, 적당한 운동과 식생활 개선 즉 맞지 않는 식품을 맞는 식품으로 바꾸어

섭취하여야 한다.

어려서부터 정6각 제품을 목에 걸고 생활화하면 과거에 사상체질인 태양인, 태음인, 소양인, 소음인에 맞지 않는 식품으로 인하여 면역력이 약하게 되어 여러 불치병 및 각종 암이 발생할 수 있었으나 맞지 않는 식품을 맞는 식품으로 바꾸어 주어 우리 몸에 면역력을 증가 시켜 주므로 불치병, 암 예방과는 물론 정상생활로 돌아 올수 있게 되리라고 본다.

사실 우리 신체에선 매일 3000~1만개의 암세포가 만들어지지만 면역력 덕분에 암에 걸리지 않는다.

면역력이 적어지면 암에 걸릴 가능성이 그만큼 커지므로 면역력에 대한 관심을 가져야 한다.

암 씨앗이 자라 실제 암이 되기까지 20~30여년이 걸린다.

20~30년 불균형한 식생활습관과 스트레스, 과로를 방치한 결과 50~60대에서야 "암"으로 나타나는 것이다.

그리고 담배도 피운 뒤 20~30년 후 폐암이 걸린다고 한다.

암 생성과정 20년이면 몸에 맞는 식품도 10~20년 장기 복용하여야 효과가 있다고 한다.

따라서 오래 복용하여야 효과가 있는 것이다.

몸에 맞는 식품을 먹는다고 단시일 내에 효과가 있다고 보면 안되는 것이다.

이와 같이 우리 몸에 6각수도 장기간 유지 해주어야 암 생성을 방지 할 수 있을 것이라고 생각되어 정6각 제품을 계속 몸에 지니고 생활 하여야 된다고 본다.

몸에 맞는 음식을 먹으면 바로 효과가 있는 것이 아닌 것과 같이 정6각수가 암세포를 단시일 내에 죽이는 것이 아니라 장기간 가야 암세포를 서서히 없애는 효과가 있을 것이라고 본다.

그래서 빨리 효과를 보려고 해서는 안되는 것이다.

인내가 필요하다고 본다.

그리고 암세포가 이미 퍼져 있으면 암치료 효과는 없을지 모르지만 초기 암 전까지는 치료가 가능할 것이다.

또한 암이 없는 젊었을 때나 중장년층이 정6각 제품을 몸에 지니고 제5장 각종 실행 내용을 실천하고 살면 처음부터 암을 발생하지 않을 것이며, 암수술 후에도 제5장 각종 실행내용을 실행하며 살아야 할 것이다.

왜냐하면 암수술 후 5년~10년은 지나야 안심 할 수 있다고 하기 때문이다.

특히 나이가 들수록 암발생률이 크므로 정6각 제품을 몸에 지니고 제5장 각종 실행 내용을 실천하고 살면 암예방 차원에서 효과적일 것이라고 본다.

정6각 제품을 몸에 지니면 단시일 내 질병예방에 효과가 있다고 하겠지만 장기간 몸에 지녀야 서서히 효과가 있게 된다고 본다.

왜냐하면 우리 인체는 복잡하고 크기 때문이라고 생각된다.

육체의 물이 70%이상 차지하므로 육체의 힘 크기도 30이 된다.

아무리 몸에 맞는 음식을 먹어도 몸의 힘 크기가 60이 안되고 30이기 때문에 우리 몸을 힘의 크기 60을 유지 해주기 위해서는 정6각 제품을 항상 몸에 지니고 있어야함을 알 수 있다.

다르게 말하면 우리 몸은 음기⊖(힘의 크기 30인 물 70%로 되어 있기 때문에 음기라고 한 것임)로 되어 있는데 정6각 제품으로 양기⊕(힘의 크기 30인 물 70%을 힘의 크기 60으로 바꾸어 주므로 양기라고 한 것임)로 바꾸면 각종 질병과 암 예방 효과가 있다고 보는 것이다.

왜냐하면 정6각 제품에 의해 몸 안에서 물이 정6각수로 유지하여 주면 암과 같은 이상 세포를 정상세포로 되돌릴 수 있기 때문이다.

따라서 정6각 제품과 함께 제5장 각종 실행내용을 생활화하면 모든 성인병 및 질병을 예방하여 장수하는데 가장 좋은 비결이 될 것이다.

다시 말하면 각종 질병 예방 및 치료관계 내용을 실천하며 살아도 면역력은 30인 음기이다.

물론 실천내용 실천 안하고 사는 것보다 장수에 효과가 있겠지만 그래도 면역력 60인 양기로 유지하며 살면 더 장수 할 수 있기 때문에 정6각 제품을 몸에 지니고 생활화 할 필요가 있다고 본다.

현재 몸내부의 힘 크기 30으로 80세 이상 사는 것이 보통이 되어가고 있는데 앞으로 몸내부의 힘 크기가 60으로 유지하며 산다면 90세 이상 사는 것은 보통이 되지 않을까 본다.

물론 80세 전(前) 젊은 나이에 살다 갈수 있는 사람도 10년은 더 살다 갈수 있다고 본다.

80세에서 90세로 살다보면 100세 사는 사람도 있을 것이고, 앞으로 의술이 발달하면 100세 이상도 살 수 있게 될 날도 올 것이다.

단 천재지면, 각종 사고. 사건, 전쟁 및 이미 불치병으로 수명이 다하거나, 갑자기 원인 없이 죽는 사람도 어쩔 수 없지만, 그리고 앞으로의 건강관리를 얼마나 잘 하느냐에 따라 수명이 달라질 수 있을 것이다.

너무 정6각 제품에 의지하고 제5장 각종 실행내용의 실천을 등한시하면 안된다.

따라서 무엇보다 중요한 것은 이미 병이 생긴 환자는 병명에 따라 양, 한방 주치의에게 진단과 치료를 병행하여야 한다.

무조건 정6각 제품이 몸에 좋다고 무분별한 믿음으로 응급환자나 수술이 필요한 환자에게 일반 환자와 똑같이 적용할 수 없는 것이다.

의학적으로 처방이 필요한 환자에게는 기본적인 처방을 하고 정6각 제품과 조화롭게 병행함으로써 치료효과를 높여 주는 것이 중요하다고 본다.

끝으로 차트로 알아보면 우리 몸 내부의 힘 크기가 30이다 60이다 하는 숫자는 단순히 면역력관계를 말하는 것이다.

즉 몸에 갖고 있는 힘이다.

차트에서 힘의 크기가 30은 음(-)이고 60은 양(+)이다.

따지면 50이라는 숫자는 중성이어야 한다.

그런데 실제로 50이 안되고 30이 된다.

그래서 차트에서 50을 중심으로 하여 좌측의 30을 음(-), 우측의 60을 양(+)으로 하는 것이다.

즉 우리 몸내부의 힘 크기에서 힘 크기 숫자30이면 면역력이 적고 힘의 크기 숫자 60이면 면역력이 크다고 보는 것이다.

몸의 힘의 크기 30에서 앞의 제5장 각종 실행을 실천 안하고 생활하면 성인병이 생기고 치료하고 수술하게 되는 것임을 알아야 한다.

그리고 초기 암세포가 있는 환자가 정6각 제품을 몸에 지니고 생활하면 암세포가 더이상 전이 안되고 생명을 유지하여 준다면 대성공이라고 본다.

그렇게 되면 불치병이 아니라 불치병인 에이즈환자가 에이즈약 먹고, 당뇨병, 고혈압환자가 약을 먹고 일상생활하며 살아가는 것과 같을 것이다.

끝으로 정6각 제품의 특성을 알아보면 다음과 같다.

1. 수맥파, 전자파, 각종 에너지파 차단.
2. 우리 몸 음기(-)를 양기(+)로 바꾸어 준다.
3. 사상체질에서 몸에 안 맞는 식품을 몸에 맞는 식품으로 바꾸어

준다.
4. 우리 몸 내부의 힘 크기 30에서 60으로 유지하여 준다.
5. 고령자의 내부 힘이 부족하여 30이 안될 때 60으로 유지해준다.
6. 몸 안의 70% 불규칙한 6각수를 정6각수로 유지하여 준다.
7. 올림테스트에 의하면 정6각 제품은 손가락이 잘 안 펴짐.
8. 앞의 이론에 의하면 몸속의 물 70%을 정6각수로 유지하여 줌으로써 각종 질병과 암예방 될 수 있다고 본다.

2. 그 밖에 내용

고령화시대에 오래 사는 것은 좋지만 무조건 오래 살면 젊은 세대들은 싫어 할 것이다.

물론 젊은 세대도 오래 살면 마찬가지이기겠지만.

왜냐하면 경제적인 부담과 정신적, 육체적인 고통을 주는 고질병에 의한 문제점들이 있기 때문이다.

그래서 자식에게 부담주지 않기 위해서는 편하게 죽는 방법을 생각하고 있는 부모들이 있었을 것이다.

작은 알약 하나 먹고 아무 고통 없이 편안하게 갈수 있는 약이 없을까 생각한 분들이 있었을 것이다.

그렇지만 앞으로 고령화 시대에 나이 관계없이 건강하고 보람있게 어떻게 살 것인가 생각하고 실천하도록 노력하여야 한다.

사실 과거에는 자식에 의지하고 살았지만 앞으로 시대변화에 따라 학교, 가정, 사회가 변함으로 자식에 의지해야 할 시대는 점점 줄어들 것이며 국가가 옳은 해결 방안을 연구 하여야 할 것이다.

또한 앞으로 늙었다고 죄인 취급할 날이 오지 않을까 걱정이다.

고령자들 그렇다고 기(氣)죽지 말자.

희망과 용기를 잃지 말기를.

젊음은 영원하지 않으니깐..

우리는 장수 하면서 아래와 같은 철학을 알고 살았으면 한다.
"우리는 현재 어디서 와서 어디로 가나" 인간은 부모로부터 정자와 난자가 결합하기 전(前) 무(없는)의 상태에서 난자와 정자가 결합하여 한 인간으로 태어나 살아보면 너무 부족한 인간이기에 각종 탐욕 때문에 평온하게 살지 못하는 이 세상에서 살다가 정자와 난자가 결합하기 전(前) 무(없는)의 상태로 돌아가는 것이다. 돌아가기전(前) 다음과 같이 생각을 하여 보자. 천당 지옥이 있어 인간이 죽어 그 곳에 가는 것을 눈에 보인다면 벌써 이 세상은 좋은 세상 즉 지상낙원이 되고도 남았다.

제일 먼저 지옥에 갈 사람은 힘있는 자와 정치인 일 것이다.

아마 지옥에 갈사람 많을 것이다.

가고 안가고는 자신들이 잘 알 것이다.

이런 자들이 지옥에 가는 것을 눈으로 볼 수 있다면 얼마나 좋을까.

안보이니 안타깝다. 보이면 박수 칠 터인데.

지금 정치인들이 하는 꼴을 보면 알 것이다.

여야정치인들이 이념 갈등과 당리당략을 떠나 한마음으로 국가발전과 민생정치를 똑바로 하면 벌써 잘사는 나라가 되고도 남을 터인데 안타깝다.

오직 했으면 프란치스코 교황이 정치인은 슬금슬금 썩어 들어가는 시체라고 했을까.

나이 들어서 지금은 기도대신 불쌍한 정치인들을 위해 정치 똑바로 하라고 봉사하며 좋은 일하고 가자고 깨달음을 갖게 된다.

그러나 안되겠지요. 성인이 아닌 이상. 그래도 좋은 일하고 가자.

몸에 좋으니까. 건강에도 좋고 보람도 있고.

다음은 특별한 내용을 알아보고자 한다.

음기 정치인들 음기 정치하면 국민들은 음기를 받고 살면 건강에 좋지 않고 양기 정치를 하면 국민들은 양기를 받고 살면 건강에 좋고 나라가 발전한다는 것을 알아야 한다.

툭하면 발목 트집 잡고 장의투쟁, 단식, 농성정치하면 국민들은 음기를 받는다.

사실 이런 행위는 국민을 위한 것이 아니라 국민을 이용하기 위한 행위이다.

또 이렇게 생각하여 보자.

우주가 어마어마하게 크기 때문에 아주 작은 인간들이 대대로 태어나 살다 죽고 또 태어나 살고 죽으니 오늘이 다시 올수 없다고 한다.

그러나 어마어마한 큰 우주도 결국 언젠가는 죽게 된다.

이것은 시간문제이다.

우주가 너무커서 오늘 다시 안올 것 같지만 어쨌든 너무큰 우주가 창조되고 우리가 탄생하고 살아가고 있지 않는가. 고로 오늘은 얼마든지 다시 올 수 있는 것이다. 우리는 이 세상에 다시 태어나지 않는다면 이 세상도 다시 창조 될 수 없다. 또 본래 태어나 죽지 않고 영원히 산다고 하면 처음부터 이 세상과 우리는 태어나지 않는다.

우리가 다시 안올 것 같으면 지금 우리는 이 자리에 존재 하지 않는다. 그래서 우리는 왜 죽는가를 물을 때 "다시 태어 날려고 죽는것이라고" 오늘은 다시 안오면 처음부터 모든 세상은 창조되지 않기 때문에 언제고 오늘이 다시 오게 되어 있는 것이다.

죽으면 시간이 없기 때문에 오늘 다시 오는 시간은 오래 안 걸리고 순간일 뿐이다.

우리가 이 세상에 부모로부터 정자 난자가 결합하여 태어날 때 몇 년 몇월 며칠 몇시에 태어 났는지 아무것도 알지 못하고 태어났듯이 오늘이 다시 와 태어나는것도 알지 못하고 태어나는 것이다.

그런데 이렇게 생각하는 사람이 있을 것이다.

오늘은 다시 안오고 한번으로 알고 살면 끝이기 때문에 좋은 일하고 살라고 한다.

그러나 한번밖에 못살기 때문에 더 잘 살다 갈려고 더 범죄가 생긴다고 본다.

반대로 오늘이 다시 와 태어나면 잘 살려고 악하게 하며 출세, 돈 벌려고 할 것이다.

그러나 악으로 살다 다시 악으로 산다면 좋을 것 없다.

즉 악행은 벌을 받는 것이다.

그런데 살다가 각종 사고 및 천재지변으로 죽는 것은 운명으로 받아들여야 한다.

어쩔 수 없는 일이다.

알고 일어난 일이 아니기 때문이다.

오늘 좋은 일 하다 죽어 다시 오늘이 와 좋은 일 하며 산다면 이것이 더 보람이 있고 기분 좋게 죽을 수 있지 않을까. 즉 선행은 상을 받는 것이다.

이렇게 되면 모든 인간은 도(道)인이 될터인데.

오늘 다시 안오니 한번뿐인 인생이라고 하는 것이다.

그러나 우리는 이 세상에 태어나 한 번의 인생이 아니다.

영원한 인생이라고 생각하자.

지난 괴로움과 고통, 불행, 사고, 악행한 사람은 오늘 다시 오기를 싫어 할 것입니다.

그러나 오지 말라고 해도 자연은 말없이 다시오니 인간으로서 어찌 할 수 없이 자연과 함께 다시 오는 것은 지상낙원 건설 하라고 암시하는 것이다.
 즉 자연과 같이 깨끗하게 살다 다시 만나 깨끗하게 살라는 것.
 인간은 자연에 순응하면 살고 거역하면 존재할 수 없는 것이다.
 우주에 비하면 눈에 보이지 않는 작은 인간이 거대한 자연을 지배할 수 없는 것이다.

 오늘 다시 오는 사상이나 종교나 모두 이 세상을 지상낙원 건설 하자는 뜻은 같다..
 즉 오늘 다시 오니 나쁜 짓 하지 않고 좋은 일 하다보면 이세상은 좋은 세상 건설하게 되고,
 종교도 나쁜 짓하면 지옥 가고 좋은 일 하면 천국 가니 천국 가기 위해 좋은 일 하다보면 이세상은 좋은 세상 건설하게 되는 것이니 깊은 뜻은 같다는 것이다.

 물질 따로 영혼 따로 살면 사는 것이 아니다.
 물질과 영혼이 함께 살 때 사는 것이다.

 죽음을 두려워 하지 말고 오늘은 다시 온다는 희망을 갖고 죽으면 기분 좋게 죽을 수 있다.
 인간은 살아서 희망을 갖고 살듯이 죽어 갈 때도 희망을 갖고 죽자.
 즉 인간은 이 세상에 태어나서 희망을 갖고 살다 죽는 동물이다.
 그래서 인생을 졸업하고 죽을 때 슬퍼하지 말고 식구들과 다시 만나자고 손 흔 들고 가벼운 마음으로 죽을 수 있지 않을까.
 이 철학을 황당무계하다고 비웃거나 악평하지 말고 심각하게 받아 들여야 한다.

과거의 가정, 집안, 직장에서 불쾌하고 아니꼬운 일, 분노, 불행, 사고, 고통같은 일들을 생각하고 살면 스트레스를 받는다.

스트레스 받으면 면역력이 떨어져 병이 생긴다.

그래서 황혼기를 맞이하며 과거의 모든 일들을 용서하고 살면 마음이 편하게 된다.

이렇게 되면 오장육부가 튼튼해져 면역력이 증진하고 건강에 좋다고 한다.

매일 "모두 용서한다" "모두 사랑한다" "나는 행복하다" 하고 생각할 때마다 면역력이 증진하며 건강하게 되고 장수에 도움이 된다.

암예방에도 효과적이다.

걸어갈 때나 앉아 있을 때나 계속 "모두 용서한다" "모두 사랑한다" "나는 행복하다" 중 한가지 이상 마음속으로 매일 하여야 면역이 계속 유지하는 것이다.

즉 이렇게 하여야 면역력이 일정하게 유지되어 효과가 있는 것이다.

또 나는 모두 용서한다. 나는 사랑한다. 나는 행복하다고 마음속으로 생각하면서 수맥파, 전자파 나오는 곳에 L-Rod를 가지고 가면 L-Rod가 평행(=)이 된다.

이것은 "나는 행복하다"고 마음속으로 생각하면 면역력이 증진되어 수맥파, 전자파가 중화되었음을 알 수 있다.

따라서 수맥파, 전자파가 차단(중화)되는 것으로 보아 확실하게 면역력이 증진됨을 알 수 있다.

모든 만물은 가면(生을 마감하면) 언제고 다시 제자리 오는 법.

이것이 生이다.

제자리 다시 안오면 탄생도 없고 生도 없고 죽음도 없는 것이다.

인간도 마찬가지로 탄생, 삶, 죽음도 없는 것이다.

항성, 혹성이 폭발하여 없어지는 것은 변화의 일부분이다.

자연 자신은 탄생하고 살고 죽는지 모른다.

오직 변화만 있을 뿐이다.

사실 인간도 탄생하고 살고 죽는 것은 하나의 변화하는 과정이다.

인간만이 말로 탄생하고 살고 죽는다고 표현할 뿐이다.

모든 만물이 현재 존재하고 있는 것은 변하면서 다시 제자리로 오는 것을 전제로 하여 살고 있는 것이다.

고로 자연은 변화만 있기 때문에 탄생, 삶, 죽음이라는 말은 없는 것이다.

따라서 오늘이 다시 오는데 죽음이 어디 있나. 죽음은 없는 것이다.

왜냐하면 죽음은 변화를 말하고 있기 때문이다.

고로 죽음이라고 말하지 말고 변화하면서 오늘이 다시 온다고 하여야 한다.

만약 천국지옥이 있다고 하면 죽어서 천국 지옥 갔다가 다시 제자리로 오는 것이다.

즉 오늘 다시 오는 것이다. 왜 세상은 돌고 도는 세상이기 때문이다. 세상은 돌고 돌아야 존재하는 것이다.

지구가 태양을 중심으로 돌고 있기 때문에 살아있는 것과 같이 모든 변화도 돌고 돌아야 살아있는 것이다.

인간은 살아서 악행 한자는 죽어서 악행을 가지고 가서 오늘이 다시 오면 악행 할것이요.

선행 한자는 죽어서 선행을 가지고 가서 오늘이 다시 오면 선행하고 살게된다.

다시 말해 악행 한자는 영원히 악행하고 선행한자는 영원히 선행하게 된다.

모든 만물은 오늘 다시 오기 위해 살고 죽는다. 고로 生은 한번으로 끝나는 것이 아니다. 그러므로 서로 부족하더라도 존중하고 아끼고 도우며 살아야 되지 않을까 탐욕으로 악하게 살아서는 안된다.

많은 종교가 있어도 이 세상은 낙원이 되지 않았는데 하물며 오늘이 다시와 산들 낙원 건설될까. 영원히 안될까 걱정된다. 그러나 언젠가는 된다고 생각하고 살아야 한다.

오늘이 다시 온다고 하면 오늘 사는 것을 보고 무엇하러 사느냐 사는 보람이 없지 않느냐 살필요 없지 않느냐고 한다. 이것은 잘못 생각이다.
오늘 사는것만 보고 죽을 때 까지는 못보고 하는 말이다. 죽을때까지 내일은 볼수도 없고 알수도 없는 것이다.
오늘만 아는 것이다. 그래서 오늘 보는 것만 보고 죽을때까지 본것처럼 말해서는 안된다.

오늘 다시 안와도 꿈과 희망을 갖고 살 듯이 오늘 다시 와도 꿈과 희망을 갖고 사는 것은 마찬가지이다.
왜 죽을때까지 오늘만 알지 내일은 모르기 때문이다.
고로 국가, 개인을 위한 희생과 그 밖에 베풀고 좋은 일 많이 하고 가자.

천국은 자연속에서 찾고 지옥은 인간 속에서 찾아라
인간이 자연과 같이 깨끗하게 살면 천국에서 산다고 하고 또 천국에 간다고 하는 것이고 깨끗하게 살지 못하면 지옥에서 산다고 하고 지옥간다고 하는 것이다.
인간의 세계가 지옥이니 종교가 존재하고 종교에서 천국을 중요시

하는 것이다.

<영혼>

우리가 항상 의문을 갖고 사는 것이 있다. 영혼은 어디에 있는가 이다. 저자는 다년간 연구 끝에 생각한 결론은 다음과 같다.
- 동식물, 인간, 인간이 만든 복잡한 제품, 우주·에너지 등 내부 외부의 모든 내용들이 영혼임을 깨닫게 되었다.
- 예를 들면
  · 사용할 수 있는 시계와 사용할 수 있는 시계 사진
  · 사용할수 있는 핸드폰과 사용할 수 있는 핸드폰 사진
  · 살아있는 식물과 살아있는 식물 사진
  · 살아있는 붕어와 살아있는 붕어 사진
  · 살아있는 동물과 살아있는 동물 사진
  · 살아있는 인간과 살아있는 인간 사진
  · 살아있는 태양 사진
  · 살아있는 지구 사진
  · 살아있는 달, 화성 사진 등
  ※ 태양, 지구는 너무 커서 확인하기 어려운 점이 있어 사진으로 대신함.

위 내용들을 각 에너지파가 없는 방에 놓고 그 위에 L-Rod(탐사봉)을 천천히 가지고 가면 자동으로 탐사봉이 교차(×)하는 것으로 보아 내부 외부의 모든 내용들이 영혼임을 알수 있다. 그리고 영혼이 있으면 영혼파가 존재하고 영혼이 없으면 영혼파도 존재하지 않음을 알수 있다. 따라서 모든 존재는 살아 있으면 영혼이 존재함을 알게 된다.

※ 죽으면 탐사봉이 교차(×)안됨. 죽으면 영혼은 존재할 수 없으므로 탐사봉이 교차(×)하지 않음을 알 수 있다. 만약 죽었는데 탐사봉이 교차(×)하면 죽어서 저 세상이 있어 그곳에서 살고 있음을 증명하게 된다.
※ 살아있는 물체와 살아있는 물체 사진에는 수맥파, 전자파를 중화시키고 죽은 물체와 죽은 물체사진에는 수맥파, 전자파를 중화시키지 못함도 발견하였다.
  즉 영혼이 있는 물체가 살아 있어야 살아있는 물체 사진에 영혼파가 존재하는 것이다. 영혼이 있는 물체가 죽으면 죽은 물체 사진에 영혼이 존재하지 않는다.
※ 피사의 사탑 부근에 있는 살아있는 나무 사진을 서울에 있는 집에서 그 사진 위에 탐사봉을 가지고 가면 탐사봉이 교차(×)하는 것으로 보아 나무는 영혼과 함께 살아 있음을 알 수 있다. 또 살아있는 영혼은 시간 거리 관계 없음을 알 수 있다.
※ 아마 몇광년되는 별나라에 살아있는 인간의 사진을 서울에서 살아있는지 탐사봉으로 확인하여보면 시간 거리 관계없이 바로 탐사봉이 교차(×)할 것이다. 즉 살아있음을 알 수 있다. 그리고 살아있는 영혼은 시간 거리 관계 없다고 본다.
※ 영혼이 없는 죽은 명암사진을 살아있는 인간이 흰종이에 하나하나 자세히 그리면 바로 자세하게 그린 내용이 영혼인 것이다. 즉 그린 사진위에 탐사봉을 가지고 가면 탐사봉이 교차(×)됨을 보면 그린 사진속의 자세한 내용이 영혼임을 알려주는 것이다.
※ 죽은 꽃을 보고 살아있는 인간이 흰종이에 꽃과 같이 하나하나 자세히 그리면 바로 자세히 그린 내용이 영혼임을 알 수 있다.
  즉 아무에너지파가 없는 방에서 살아있는 인간이 그린 꽃위에 탐사봉을 가지고 가면 탐사봉이 교차(×)됨을 보면 그린 꽃의 모든 자세한 내용이 영혼임을 알려 주는 것이다.

※ 살아있는 인간이 어떤 글을 쓰거나 편지를 생각하면서 쓰면 편지 내용이 영혼임을 알 수 있다.
탐사봉을 쓴 편지 위에 가지고 가면 탐사봉이 교차(×) 한다.

다음은 "오늘이 다시온다"고 하는 근거는 다음과 같이 생각할 수 있다.

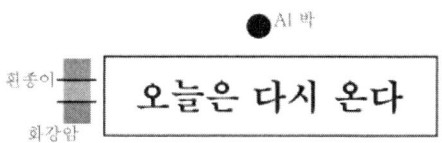

위 그림과 같이 "오늘은 다시 온다"고 적은 흰 종이 옆에 3층의 화강암 암석을 놓고 "오늘은 다시 온다"고 적은 흰종이 위 가운데 알루미늄박 작은 덩어리를 놓고 글자 위에 L-Rod를 가지고 가면 L-Rod가 벌어(∨)진다.
이것은 L-Rod가 벌어지는 것은 그렇다는 표현인 것이다.
즉 "오늘은 다시 온다"는 뜻이다.

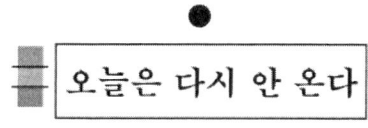

위 그림과 같이 "오늘은 다시 안온다"고 적은 흰 종이 옆에 3층의 화강암 암석을 놓고 "오늘은 다시 안온다"고 적은 흰 종이 위 가운데 알루미늄박 작은 덩어리를 놓고 글자 위에 L-Rod를 가지고 가면 L-Rod가 교차(×)한다.
이것은 L-Rod가 교차하는 것은 아니다는 표현인 것이다.

즉 "오늘은 다시 안온다" 아니다는 뜻이다.

다음은 오늘은 다시 온다 라고 적은 흰 종이를 김치 냉장고 위에 놓고 L-Rod를 김치 냉장고 위에 서서히 가지고 가면 L-Rod가 평행(=)이 된다.

이것은 김치 냉장고에서 나오는 전자파를 중화 시켰음을 알 수 있다.

다음은 오늘은 다시 안온다 라고 적은 흰종이를 김치 냉장고 위에 놓고 L-Rod를 김치 냉장고 위에 서서히 가지고 가면 L-Rod가 교차(×)한다.

이것은 김치 냉장고에서 나오는 전자파를 중화시키지 못함을 알 수 있다.

다음은 수맥파 나오는 방바닥에 오늘은 다시 온다 라고 적은 종이를 놓고 L-Rod를 그 위에 서서히 가지고 가면 L-Rod가 평행(=)이 된다.

이것은 방바닥에서 나오는 수맥파를 중화되었음을 알 수 있다.

다음은 수맥파 나오는 방바닥에 오늘은 다시 안온다 라고 적은 종이를 놓고 L-Rod를 그 위에 서서히 가지고 가면 L-Rod가 교차(×)된다.

이것은 방바닥에서 나오는 수맥파를 중화 시키지 못함을 알 수 있다.

위 실험을 정리하면 암석과 알루미늄으로 실험한 결과를 보면 "오늘은 다시 온다"고 L-Rod가 벌어졌고 "오늘은 다시 온다"고 한 내용으로 수맥파, 전자파를 중화시킨 것으로 보아 "오늘은 다시 온다"라고 할 수 있는 희망을 갖게 한다.

위 실험 방법은 "건강을 위한 돈 안드는 수맥파, 전자파 차단" 책 참조 바람.

◆ 저자후기

　대부분의 사람들이 건강하게 사는 법을 잘 모르고 건강법을 충실히 실행하지 못하고 있기 때문에 100세 이상 사는 사람들이 드물다.
　현재 문명국에서 건강에 대하여 아무 생각 없이 즐기는 생활방식으로 계속 살아간다면 고질병, 난치병을 극복 한다는 것은 불가능한 일이 된다.
　그래서 지금부터 사상체질의 중요성을 깨닫고 체질상 해가 되는 음식을 금하면 불치병, 난치병, 고질병도 예방 할 수 있음을 깨닫게 된다.
　그러나 정6각 제품 발견으로 사상체질에서 몸에 안 맞는 음식을 몸에 맞는 음식으로 바꾸어 주게 됨으로써 몸에 안 맞는 음식, 맞는 음식을 구별 없이 먹을 수 있게 되었다.
　따라서 사상체질 관계없이 장수를 위한 실행 내용을 실천하며 정6각 제품을 몸에 지니고 살면 장수에 도움이 될 것이라고 본다.

　우리 몸이 음기(陰氣)이므로 면역력의 크기 30에서 지금까지 불치병이 생기면 치료 하였다.
　앞으로 우리 몸이 양기(陽氣)로 바꾸어 면역력의 크기 60이 되었을 때 병의 예방과 치료효과에 대하여 관심을 가질 필요가 있게 되었다.
　따라서 의학은 변해야 하고 방향전환을 해야 한다.
　또 대체 의학을 연구하고 발전시키고 일반화해야 한다.
　그리하여 질병 없고 행복하게 살 수 있는 세상을 만들어야 한다고 본다.

정6각 제품 안내

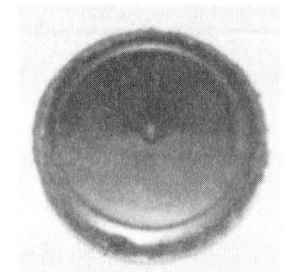

정6각 제품

정6각제품에 대하여 관심있으신 분은 아래와 같이 연락바랍니다.

문의전화 : 010-8745-5404

체질개선과 장수비결

발행일 | 2015년 6월 15일

저자 | 조흥식
발행 | 도서출판 엠-애드
편집 | 편집부

발행인 | 이승한
출판등록 | 제2-2554
주소 | 100-273 서울시 중구 충무로4가 36-7 2층
전화 | 02-2278-8064
팩스 | 02-2275-8064
E-mail | madd1@hanmail.net

표지 | 이수미

정가 : 10,000원

ISBN 978-89-6575-074-1   03400

※불법 복사는 지적재산을 훔치는 범죄행위입니다.
※잘못 만들어진 책은 바꾸어 드립니다.